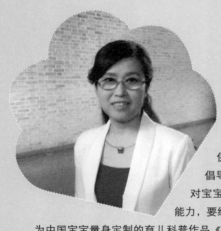

郑玉巧

著名儿童健康管理专家，现为中国人民解放军火箭军总医院儿科主任医师。

具有三十年多年的临床经验，在孕产保健、儿童健康管理等方面有较深的造诣。

倡导自然养育的理念，认为"无药而医"才是对宝宝健康的最佳呵护，新生命有适应新环境的能力，要给宝宝战胜疾病、自我修复的机会。

为中国宝宝量身定制的育儿科普作品《郑玉巧育儿经》系列（胎儿卷 婴儿卷 幼儿卷）、《郑玉巧教妈妈喂养》、《郑玉巧给宝宝看病》，科学翔实、实用易懂，受到了家长的认可和欢迎。并作为科学育儿专家参与了中央电视台等多家电视网络媒体的育儿节目，积极推广科学育儿知识，缓解家长育儿焦虑。

新浪认证微博：@郑玉巧育儿　　　腾讯微博：@郑玉巧

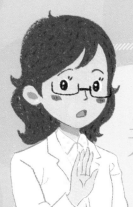

郑玉巧育儿经

家庭育儿全攻略

宝宝安全必修课

郑玉巧◎著

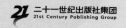

二十一世纪出版社集团
21st Century Publishing Group

父母和看护人是宝宝安全的保障

即使百万分之一的意外发生，对一个家庭也是百分之百的灾难

身为儿科医生，最令我痛心疾首的是面对因意外事故而失去宝贵生命的宝宝。听着宝宝妈妈撕心裂肺的哭喊声，望着爸爸失魂落魄的眼神，心被撕碎般疼痛，也想放下医生应有的冷静，捶胸顿足发泄一番。最不想写的是意外伤害防护专题书，最不忍心提及工作中遇到的原本可以防止发生的意外事故。因为它会给新手父母带来恐惧，会让宝宝的养护人感到害怕，也会让我再次经历心痛。然而，一幕幕可以避免的意外事故犹如昨日发生，挥不去抹不掉。倘若为了新手父母和看护人的安心，不去说、不再提、不去警醒，那百分之一、千分之一、万分之一、十万分之一，甚至百万分之一的意外一旦发生，对一个家庭来说就是百分之百的灾难，而这场意外是可以避免的！意外发生，父母将是怎样的痛不欲生，怎样的悔不当初。所以，学习如何防止意外事故发生的相关知识，掌握必要的急救方法，采取一些安全防护措施，就是为了最大限度地规避意外伤害。

一场意外会给一个家庭带来巨大灾难，防范是有效的手段。自然界中的母兽有防护幼崽免遭危险的本能和智慧，人类摆脱了自然生存的凶险，表面看人类已经很安全。事实上，来自文明社会新的危险无处不在。意外事故造成的伤残和死亡已成为婴幼儿最大的威胁。父母

和看护人有责任和义务消除安全隐患，给宝宝创造安全的生活空间，学习和掌握必要的急救措施，成为宝宝安全的保障。

"不可能发生这样的意外"的思想千万不能有

幼儿对未发生的、看不到的危险是没有恐惧感的。恐惧感更多的来源于过去的经验，并被储存在大脑中。当宝宝再次遇到类似的危险时，储存在大脑中的记忆就被调动起来，刺激神经中枢，得出"此事危险"的结论。

潜意识可帮助人们改变自己的行为或方向。避开危险、寻求安全是人类保护自己的天性。幼儿没有危险的经历，遇有危险时，没有信息传达给潜意识，潜意识也就不能动员起来帮助"主人"。所以，幼儿不能很好地保护自己，不能意识到可能会发生的危险，也想象不出潜在危险的威胁。

对眼前发生的危险，幼儿会产生畏惧感，再遇到类似的危险时，会有意识地规避。但是，一次不强烈的刺激，不足以让十几个月的幼儿产生"危险经验"。即使产生了，也是短暂的，过一段时间，就忘得一干二净了。

父母告诉过的，老师教过的，还有在电视、电脑、图书等看到过的，也会让幼儿获得"危险经验"。但即使能够听懂爸爸妈妈和看护人话的宝宝，是否能听从安全警告呢？听懂了能主动规避危险吗？很遗憾，更多的时候宝宝即使知道那是危险的，仍然会去尝试和冒险，这是宝宝求知欲、冒险精神和好奇心的天性使然，同时，宝宝也缺乏自控力，成人不能寄希望于宝宝"不会或不敢去做"、"已经知道，不可能去做"。

只要方法得当，几乎所有意外都可以预防

我们提倡宝宝在实践中认识事物，但不能让宝宝通过"实践"体会危险。我们不能让宝宝把手伸到火中取得烧灼皮肤的教训；不能让宝宝磕伤头部来体会头部不能承受创痛的教训；更不能让宝宝体会把手伸进转动的风扇中会带来什么样的危害。

尽管父母不断警告宝宝什么是危险的，什么不能动，什么不能做，可对于幼儿来说，父母的这些警告无异于在提醒宝宝：你去做吧，去冒险吧。所以，父母最应该做的是给宝宝创造相对安全的活动空间，在宝宝所到之处，最大限度地规避危险，为宝宝设立一道道安全防线，阻止宝宝实践那些不能用实践来认识的危险。

只有父母想不到的意外，没有绝不可能发生的意外。只要父母和看护人想到了，几乎所有可能发生的意外都能预防，至少能减轻伤害。比如，决不在宝宝进食时和宝宝嬉戏玩耍；不把热饭热水放在宝宝可以触碰到的地方；驾车带7岁以下儿童外出或出游，每一次都把孩子放在安全座椅上，不因路途短或嫌麻烦而放弃安全座椅一次；决

不让14岁以下儿童坐在副驾驶座位上。

　　我列举过很多意外事故的例子，可能会给父母们带来一些压力。父母们可能会说：一个例子一个样，注意这个了，注意不了那个，防不胜防。其实，事情没有这么复杂，记住很简单的概念就可以：

- "不可能发生这样的意外"的思想不能有。
- 当你意识到"这样做会有危险"时，要果断而坚决地制止可能招致危险的行动。
- 当你意识到"这个环境不能保证宝宝安全"时，要马上把宝宝抱离。
- 尽管你已经把宝宝置于你认为安全的环境中了，也不能把宝宝一个人丢在一边不管。你的视线始终不能离开宝宝。
- 当你不能保证新来的保姆拥有安全知识和技能时，不能把保姆和宝宝单独留在家里。
- 要以宝宝的视角排查是否存在安全隐患，而非以您的视角考虑。
- 宝宝有意想不到的能力，可能毫不费力上到你放置危险物的高处。

　　心存侥幸是发生意外的最大隐患。所有的意外事故，都不是宝宝的问题，这么大的宝宝是需要父母保护的。一定要给宝宝创造安全的环境，一切的不可能都可能发生。一分的疏忽，就可能带来万分的危险！

目　录

第七章 宝宝急症父母应急措施

第八章 父母和看护人必须学会心肺复苏——CPR

第九章 异物伤害

第十章 中毒

第一章

不同年龄段宝宝的安全防护

可爱的宝宝一天天长大，能力也一点点增强，对世界的探索也从此开始了：忙着用眼睛看，忙着用鼻子闻，忙着用小嘴尝，忙着用小手摸，但却对危险毫无防备，非常容易受到意外伤害。本章分类整理了出生~3岁的宝宝日常生活中容易发生的意外情况，让爸爸妈妈了解更多的安全防范知识，真正做到有备无患。

1. 出生～3个月宝宝安全防护

这个月龄段的宝宝存在哪些安全隐患呢？如果宝宝俯卧或侧卧位睡眠时，在宝宝趴着时，看护人的视线离开了宝宝，可能出现口鼻堵塞导致窒息；夜间躺着喂奶，喂奶后妈妈倒头即睡，可能发生溢乳堵塞口鼻；看护人抱着宝宝时手拿热饮热饭，不小心烫伤宝宝；宝宝从没有做好安全防护的摇椅、婴儿床、换尿布台上摔落下来；抱宝宝时出现安全隐患，如看护人滑倒，大孩子抛物等。

❖ 保护脊椎

新生儿还不能克服地心引力，脊椎还支撑不住头部和身体，抱宝宝时，一定要格外小心，用您的双手把宝宝抱在怀里，托住宝宝头颈、躯干和臀部，让宝宝肢体处于生理体位，如上肢屈曲在胸前，下肢呈蛙腿状，而不是上肢倒背在身后，下肢伸直位。

❖ 防止鼻堵塞导致窒息

新生儿呼吸浅表，哪怕一个小手帕都有可能影响呼吸，且不能用手把盖在脸上的物品拿开。所以，在宝宝周围不能放置任何东西，如毛绒玩具、过于柔软的被褥、小枕头或小毛巾，尤其是塑料薄膜。把床单翻转到床垫下，把床单铺平，保证不会堵塞宝宝口鼻。小被子盖在宝宝腋下，如果盖在脖颈部，有蒙住宝宝口鼻危险。

让宝宝锻炼俯卧位时，一定要帮助宝宝把头转向一侧，使口鼻充分暴露，且您的视线一秒钟也不能离开宝宝。倘若宝宝口鼻接触床面，立即帮助宝宝露出口鼻。

在宝宝不能长时间俯卧抬头前，不要让宝宝采取俯卧位或侧卧位睡眠姿势，以免堵塞呼吸道导致窒息。婴儿床和活动周围不要放置热

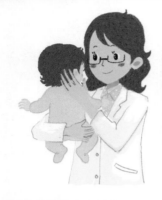

正确抱宝宝的方法

当宝宝还不能主动把头抬起时，让宝宝仰卧是安全的姿势。抱起处于仰卧位的宝宝，可以与宝宝面对面竖着抱起，也可以横着抱起。无论采取怎样的方法，都要注意保护宝宝的头部和脊椎。

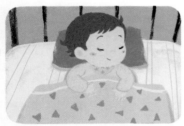

●宝宝睡觉时，床铺尽量平整，不要在周围放置任何东西，被子盖在腋下，以防蒙住宝宝口鼻。

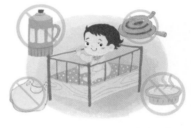

●塑料袋、绳子、热水袋等危险品，不要放在婴儿床上或近处，使用有护栏的婴儿床。

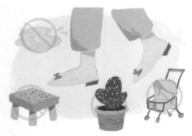

●抱宝宝时，尽量穿着防滑的鞋，确保地面清洁，无水渍和障碍物。

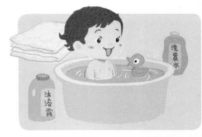

●给宝宝洗澡时，水温水量适宜，分部位使用沐浴液，防止手打滑，宝宝滑落。

水瓶、盛满水的水盆、绳索等危险物品。

宝宝睡觉时，不要让长毛宠物接近宝宝，以免浓密的绒毛堵塞宝宝呼吸道。尽管新生儿还不会主动移动身体，不会翻身，但宝宝会扭动，所以，一定要把宝宝放在婴儿床里睡觉并把床栏杆拉起扣好。

❖ 抱宝宝的安全细节

抱宝宝时，另一只手千万不要拿危险物，如热水、刀叉、硬纸、点燃的蜡烛等，也不要抱着宝宝点燃气、倒热水或做饭。切莫把宝宝放在后背式背带里。建议把宝宝放在前置式抱带中，时刻保证能看到宝宝面部，及时发现呼吸不畅。不建议借助抱带抱新生儿。

抱宝宝在地上走动时，要确保地面清洁无水渍和障碍物。一旦脚下打滑或被障碍物绊住，由于缺乏上肢保护性支撑，摔得会很重，甚至有把宝宝甩出的危险。穿的鞋子也要跟脚、鞋底防滑，尤其在卫生间给宝宝洗澡时，更要注意防滑。

❖ 防止高处坠落

如果您购买了给宝宝换尿布穿衣的操作台，一定要注意安全，切不可让宝宝躺在操作台上睡觉。现在有很多家庭为了方便母乳喂养，使用母子床，母子床之间会有空隙，在移动时要特别注意宝宝安全，防止宝宝坠落于两床之间的空隙。

❖ 给宝宝洗澡的安全细节

给宝宝洗澡前，一定要准备全所需物品，以免洗澡途中寻找，发生意想不到的事情。倘若哪一天忘记了，身边又没人帮助，您一定要用浴巾把宝宝裹好并抱在怀中再去拿。

给宝宝洗澡时，建议把浴盆放在地上，您蹲着或坐在小凳子上给宝宝洗澡，不要把浴盆放在操作台或高的台子上，以防宝宝从高处坠落。

现在洗浴产品非常丰富，有各种洗浴辅助设施，如浴床、浴网、浴凳，还有琳琅满目的水中玩具。使用这些洗浴辅助用品时，一定要购买安全产品并熟知产品安全警示和安全使用方法。

浴盆中放的水位要适宜，刚好没过宝宝大腿即可。如果往浴盆中加热水，一定要把宝宝抱离浴盆，决不可直接放热水，即便您有十分把握也不能这么做！如果您用淋浴直接往宝宝身上冲水，一定要确保热水器开关已经关闭，且水温恒定。

涂擦浴液或肥皂后，皮肤会很滑，宝宝很容易从您手中滑落。所以，不要一次性把浴液或肥皂涂擦到全身，要分部涂擦，保证您抓握的部位没有肥皂沫。

宝宝出水后，要即刻放在浴巾上并把宝宝包裹起来，把头擦干。如果宝宝皮肤干燥，要在出水后3分钟内，全身涂抹婴儿专用保湿乳或膏。如果要给宝宝做抚触，把润肤油倒在您的掌心，合掌摩擦后开始给宝宝做抚触。宝宝裸露做抚触时，一定保证环境温度在24℃左右，并观察宝宝呼吸是否均匀、口唇是否红润，身体肤色是否正常。一旦发现宝宝呼吸急促、口唇发紫或皮肤发花（肤色不均匀，红一块白一块，花花的）请立即停止抚触，用干爽的毛巾包裹好。洗浴后不要即刻给宝宝喂奶，以免宝宝发生溢乳或呕吐。

2. 4个月～12个月宝宝安全防护

这个月龄段的宝宝存在哪些安全隐患呢？这个月龄段宝宝大运

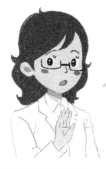

几乎所有意外都能预防，时刻防范宝宝遭受意外伤害！

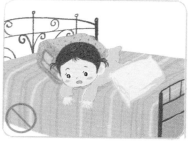

● 防止宝宝从床上翻落，婴儿床要安装护栏。

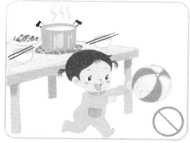

● 决不能在宝宝进食时和宝宝嬉戏玩耍。

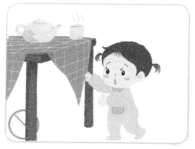

● 不把热饭热水放在宝宝可以触碰到的地方。

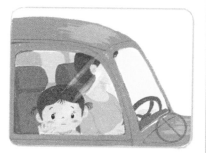

● 宝宝需乘坐安全座椅，决不让14岁以下儿童坐在副驾驶座位上。

动能力飞速发展，翻身、独坐、爬行、站立、甚至行走都集中在这段时期。还有用手抓握，把什么都放到嘴里等精细运动能力也令父母惊诧。在给父母带来惊喜的同时，安全隐患也悄然增加。比如，从床上、楼梯口滚落下来；从高脚椅、窗台等高处坠落；磕在家具角或其他尖锐物上导致的磕伤；刀剪等锐器划割伤；未被保护的电源插座导致的电击伤；热水热饭烫伤；燃气灶、火柴、蜡烛、烟头等导致的烧伤；玩具零部件、坚果豆子等可以放到嘴里的物品导致的气管异物；还有溺水、易碎器皿、学步车等导致的意外伤害。

❖ 还不会翻身的时候

宝宝会翻身以后，爸妈和看护人会采取必要的防护措施，避免宝宝从床上翻滚下来。然而，父母和看护人不知道宝宝哪一天，哪一刻会翻身。在门诊中时常遇到这种情况，宝宝被放到诊查床上，爸妈都离开向医生叙述情况，每当发现宝宝独自躺在诊查床上，我都会条件反射似的冲到诊查床前："不能离开宝宝，这太危险了！""摔不下来，他还不会爬呢。"爸妈异常冷静，我这个做医生的为什么如此失态？因为我知道，任何意外事故，几乎都是在认为不可能的状况下发生的。比起婴儿床，诊查床又高又窄且没有护栏，宝宝即使不会翻身，也会扭动身体，难免会扭动到床边失去重心跌落下来。意外事故重在防护，想当然和侥幸心理是发生意外事故的温床。

❖ 宝宝会翻身的时候

宝宝一旦会翻身，一定要让宝宝睡在四周有护栏的床上。如果睡在榻榻米或地板上，要保证周围没有尖锐物和其他危险物。让宝宝睡在没有护栏的成人大床上，用枕头被子和爸妈身体阻挡，可谓掩耳盗

危险回放

记得有一天晚上，朋友打来电话，带着哭腔告诉我，9个月的宝宝嘴巴磕伤了，流了好多血，紧急求助。好在这位朋友住在离我家不远的地方，我告诉她简要的紧急处理方法，十来分钟到了朋友家。

原来，妈妈抱着宝宝在沙发上玩耍，想给宝宝喂点水，水瓶在离沙发不远的电视柜上，妈妈把宝宝放到沙发上坐着，一手挡着宝宝身体，伸出另一只手去够水瓶。就在妈妈够到水瓶的一刹那，宝宝从沙发上跌落下来，下巴恰好磕到堆在地上的儿童玩具，下唇被牙齿和玩具夹击。妈妈非常沮丧，怎么这么寸劲！

是的，这就是发生意外的原因——侥幸心理。如果妈妈抱着宝宝去拿水瓶，或者把宝宝放在婴儿床里，扣好护栏，哪怕把宝宝放到地板上，再去做事，就不会发生这样的事情了。所以，几乎所有的室内意外都能避免，为了安全，不要怕麻烦。一时的省事就会让宝宝遭受无须承受的苦痛。

铃，太小瞧宝宝的能力了。把宝宝放在高处，哪怕是片刻，甚至一转眼工夫，宝宝都有从高处跌落的危险。

❖ 把什么都放在嘴里的阶段

随着宝宝月龄增加，动手能力增强，强烈的好奇心，驱使宝宝探索、认知、学习和冒险。把什么都放到嘴里吮吸和啃咬，是宝宝认识世界的方法之一。因此，窒息和中毒成为这个月龄段宝宝的潜在危险。阻止宝宝把手里的东西放到嘴里是拒绝宝宝探索和认知世界，遏制宝宝的好奇心和求知欲望。父母和看护人应该做的是，让宝宝远离危险物，保证宝宝拿到的东西，放到嘴里吮吸和啃咬时，不会对宝宝构成危险和伤害。比如，可能导致宝宝气管异物的坚果、豆子、小玻璃球以及任何能放到嘴里的小物品都不能让宝宝随手拿到；排查玩具上是否有容易脱落的零部件；药品和化学品等都要储存在宝宝拿不到的地方；宝宝萌出乳牙后，安抚奶嘴和其他塑胶制品，有被宝宝咬下吞入气道的危险。所以，如果给宝宝使用安抚奶嘴，要勤换，以免塑胶老化易损；如果奶瓶喂养，不要让宝宝含着奶嘴玩耍，喝奶后即刻把奶瓶拿开。

❖ 会爬的宝宝

宝宝一旦会爬，活动范围就增大了，当具备了爬过障碍物，借助其他物品爬向高处的能力，几乎就没有宝宝到达不了的地方啦。在给宝宝带来能力发展，给父母带来欣喜的同时，也加大了潜在危险。爸妈和看护人需做哪些防护呢？前面谈到的高处坠落仍然是防护重点，这里就不须赘述了。

请爸妈和看护人以宝宝角度和视野，观察所到之处、所触之物和所拿物品，逐一排查可能存在的潜在危险。如电源插座和电器；散落在地上能够放到嘴里的有毒有害物或可能会造成气管异物的小物品；茶几上的茶杯和热水；装有电池的遥控器，特别是纽扣电池；烟灰缸内的烟头；很容易打开的抽屉和橱柜内放置的剪刀针线等物；卫生间内马桶和盛有水的浴盆和面盆；厨房里的垃圾桶和盛有热水热饭菜热

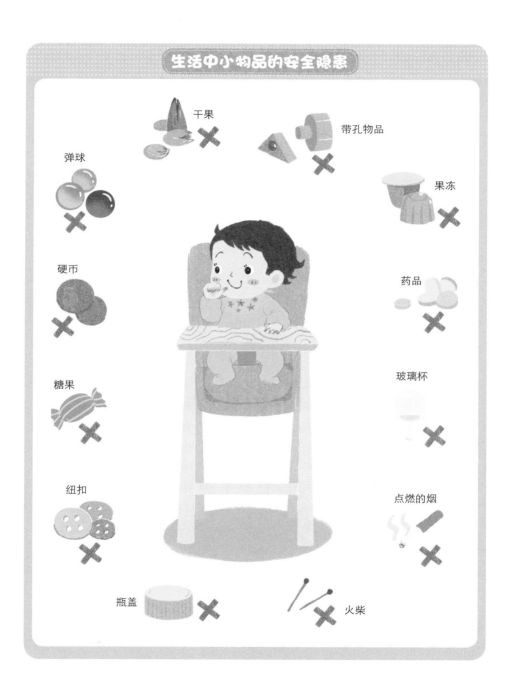

生活中小物品的安全隐患

干果

带孔物品

弹球

果冻

硬币

药品

糖果

玻璃杯

纽扣

点燃的烟

瓶盖

火柴

汤的锅碗等。这些都需要时刻放在宝宝拿不到的地方，切不可心存侥幸，认为宝宝不可能爬到这里，即使爬到这里也够不到，低估宝宝的能力也是发生意外的潜在危险。

3. 1岁~3岁幼儿安全防护

1岁以后的幼儿大运动和精细运动能力发展迅速，能够连续地自由翻滚，爬过各种障碍物，能爬到任何他想爬的高处和地方，独自行走能力让幼儿获得了极大的活动自由，伴随着智力的快速发展，宝宝几乎无所不能，成为名副其实的小探险家，随之而来的还有危险的增加。是限制宝宝行为，阻止宝宝探索，还是给宝宝创造安全的环境，让宝宝有充分发挥天性的空间呢？答案不言而喻，当然是后者。

幼儿天生喜欢玩水，但是缺乏安全意识，儿童溺水事故时有发生，即使在家中也不例外。防止宝宝溺水，不仅仅只是在游泳和户外时，在家中也需要有所防护。家中浴盆、脸盆、洗衣机及各种可盛水的容器，任何时候都不要存水，以防宝宝把脸埋在水中发生窒息。

❖ 会走、跑、跳、蹦的年龄

会走路的幼儿，几乎无所不能，能够借助任何物品爬到父母想不到的高处，不要把易碎等危险物放到高处。因为幼儿从高处往下跳时，不会顾及下面是否有危险物。

幼儿不但喜欢从高处往下跳，还喜欢把自己藏起来，如挂满衣服的衣帽间和衣橱，用窗帘把自己包裹起来，把自己藏在房门后或床下等处。所以，不要在这些地方放置危险物。保证挂衣物的挂钩是结实的，不会被宝宝拽掉，以免宝宝埋在衣服堆下发生意外。窗帘上不要有绳索，以免缠绕在宝宝脖颈上导致窒息。

如果家里有上下铺，不能让这个年龄段的宝宝住在上铺，把爬向上铺的楼梯撤掉，以免在您照应不到的情况下，宝宝爬到上铺，增加高处坠落的风险。宝宝能借助凳子、椅子、沙发背等爬到您认为爬不到的高处，所以不要在陈列柜、书橱和其他橱柜内放置易碎和沉重物品。

❖ 一双灵巧的小手

手的精细运动能力发展是幼儿智力发育的完美体现，宝宝拥有一双灵巧的小手，凡是能拆开的东西，宝宝都想把它拆开探究其中奥秘，不管它是昂贵的，还是危险的，即使有爆炸危险之物，也会毫不犹豫，因为此时，幼儿还没有危险意识。可不能把宝宝视为"破坏大王"或"气人的孩子"。强烈的好奇心、求知欲和认知世界的渴望让宝宝拥有了可贵的冒险和探索精神。父母应该做的是树立安全意识，主动规避潜在危险，给宝宝营造相对安全的活动空间，尽可能地规避可能带给宝宝的危险状况，熟悉急救常识，掌握医院外救治措施，应对突如其来的意外事故。而不是限制宝宝的活动，禁锢宝宝的天性，被动地规避风险，束缚宝宝手脚。

宝宝会拧开各种旋钮，打开燃气、热水器、吸尘器、加湿器、空气清新器开关；宝宝还能使用各种遥控器，打开空调、电视、电热水器；宝宝会打开水龙头聆听哗哗流水的声音，享受水流对小手的抚摸。所以，要在燃气、热水器的旋钮上安装防护罩。把加湿器、空气清新器、吸尘器、电熨斗等家用电器放到宝宝触碰不到的地方或安装防护装置。在水龙头上安装安全防护装置，您以为宝宝够不到水龙

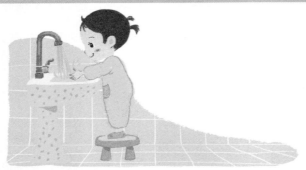

●宝宝登高，需要大人监护。

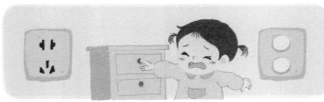

●带孔物需要防护，可使用防护罩。

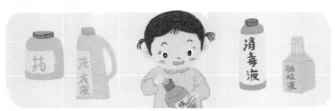

●药品、化学用品要收纳好，以防宝宝拿到。

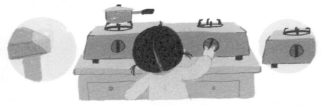

●尖锐的桌角、楼梯、台阶需要加装防护角和防滑条。要告诉宝宝不要进入厨房，燃气灶开关等要装防护罩。

头，他可能会借助凳子、椅子增加自己的高度。

　　要保证宝宝手中可拆卸玩具或物品是安全的，不会割伤或扎到宝宝。宝宝喜欢把手指插到孔眼里，不要把刚好能容纳宝宝手指和小手的容器或带有孔眼的物品拿给宝宝玩。一旦发生手指或其他部位嵌顿，必须冷静，切莫急于往外拔或用力拽，这样做不但解救不了嵌顿在瓶口或其他孔眼里的手指，还会适得其反，宝宝因疼痛剧烈哭闹挣扎，嵌在瓶口内的手指肿胀，挤压得更紧，更加难以拔出。接一杯温水，沿着手指倒入瓶口，增加手指与瓶口的润滑度，一手握住嵌在瓶口中的手指，一手固定瓶口，一边轻轻地转动一边尝试着往外移动，切不可用力，以免引起宝宝紧张哭闹，失去宝宝的配合。如果您没有把握，或者嵌入很紧，请马上拨打急救电话或直接带宝宝去急救中心或医院急诊科。

第二章

为宝宝创造安全的家居环境

安全的家居环境为宝宝的健康成长提供了良好的保障，家长们要细心排查家中的安全隐患，熟知家中容易出现的意外事故和防范措施，制定全家人共同遵守的看护宝宝安全手册，让宝宝在安全的家居环境中快乐地成长。

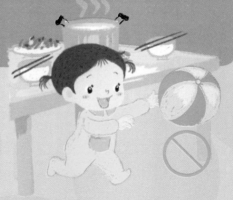

1. 防范意外事故是父母的必修课

每一位家长都想为宝宝提供一个安全的家居环境，宝宝不是一枚定时炸弹，威胁宝宝的定时炸弹在他周围。给宝宝创造一个安全的活动空间，提供安全的环境是我们的责任。在照顾宝宝时，切莫心存侥幸，侥幸是发生意外事故的罪魁祸首。

很多人没有意识到，对成人不会构成危险的事物，对于宝宝可能就是巨大的威胁。所以，家里有宝宝，父母需要特别关注那些可能会对宝宝造成危害的隐患。防范意外事故发生是父母的必修课，切不能忽视，更不能心存侥幸。

宝宝能够移动自己的身体以后，父母要以宝宝的高度，检查宝宝可到之处是否有安全隐患。高耸的家具、开着的橱门、陡峭的楼梯、陈列架、书架，以及所有摆放零碎物品的地方都需要逐一进行排查。

2. 室内容易出现的意外事故

父母有可能会惊讶，儿童经常受伤的地方竟然是在自己的家里。这并不稀奇，儿童尤其是婴幼儿有更多的时间在居室内活动，宝宝们不知道如何辨别危险情况，也没有快速逃离危险的能力。因此，父母有义务站在宝宝角度审视宝宝的活动空间是否安全，我们一起来看下室内容易出现哪些意外事故呢？

从床上摔下来。

从楼梯上摔下来。

从窗台上摔下来。

从窗户上摔出去。

从儿童玩具上摔下来。

学步车倾翻使宝宝摔伤或夹伤。

未固定在墙壁上的陈列柜倾倒砸伤。

手指脚趾被门和抽屉挤压。

手指卡在玩具或家庭用具的孔眼中。

触摸未安装保护套的电插座或其他带电设备。

把矮柜上的台灯拽下来被砸伤或触电。

把煤气开关打开。

宝宝拿到了火柴或打火机等危险物。

把工具箱打开，拿着危险工具胡乱挥舞。

用铁制玩具或坚硬的东西砸电视的屏幕或者镜子。

把水果刀、剪刀拿在手里。

拧开了热水器的开关。

把铺在茶几或饭桌上的桌布拽下来，桌上热水瓶或热汤洒落烫伤。

通过拽连在熨斗上的电线把很热的熨斗拽下来。

看护人抱着宝宝喝热茶、热咖啡、热水。

拧开自来水龙头。

在浴盆中打滑摔伤。

把脸闷在水盆或水桶里。

进到盛有水的浴盆中。

打开没有锁的马桶盖。

拧开装洗涤液、洗发液、香水或化妆品的瓶子，当作饮料喝。

烟灰缸里的烟蒂被宝宝吃进嘴里。

打开药瓶，把药吃进肚里。

玩具上的零件、衣服上的纽扣被宝宝抠下来，送到嘴里。

糖豆、瓜子、花生等可能被宝宝塞到鼻孔或耳道中，也可能会卡在宝宝的喉咙中。

边跑边吃的宝宝，嘴里的东西有卡在气管里的可能。

宝宝自己吃果冻有堵塞喉咙的危险。

拿着筷子、牙刷、小木棒等东西跑跳，可能会戳到眼睛。

家里养了有毒有刺的花草。

宝宝激怒了宠物。

3. 室内意外防护措施

❖ 防宝宝坠落伤

防止宝宝从床上摔下来最可靠的方法是时刻把床栏杆拉起，哪怕您离开片刻，都不要把宝宝放在四周没有护栏的床上。宝宝还不能很好地上下楼梯前，一定要在楼梯口安装安全防护栏并保持防护栏一直处于锁好状态，一时的疏忽，宝宝就有从楼梯口摔下来的可能。一定要将宝宝放在远离窗户的地方，确保宝宝不会借助床、桌子、椅子和凳子爬上窗台打开窗户，家有落地窗的，一定要安装防护网，并保证

危险回放

20个月的欣欣在奶奶家生活。星期日，欣欣5岁多的表哥小虎来姥姥家玩，小哥俩玩得特别快乐，又跑又跳，说说笑笑。一会儿，突然听到电钻运转的声音，爷爷意识到事情不妙，一声"坏了"把正在聊天的人吓了一跳。爷爷想起来了，电钻放在另一间卧室的地板上。

爷爷破门而入，哥哥把电钻插座插上了，钻头飞转，正举着电钻对弟弟"打枪"呢。弟弟也够胆大的，正欣赏着哥哥的杰作并说着："我也要打枪！"弟弟已经把手伸过去抢电钻了！多么触目惊心的一幕！奶奶当然要埋怨爷爷，爷爷沮丧地说："我把门关上了，而且这个房间的门特别紧，不容易打开，我告诉小虎不要进去的。"

不满3岁的宝宝，一刻也不能离开您的视线，3岁以上的宝宝，离开您的视线时，一定要采取防护措施，保证宝宝所处环境没有安全隐患。

这个例子在我看来不是有惊无险，而是一个没有发生的严重的意外事故！只是偶然性救了宝宝。为什么把电钻放在地上？再紧的门没有锁上，宝宝也有进去的可能，何况是一个5岁多的宝宝！细心排查，这种险情是完全可以避免的。

家长们切记，不要将两个宝宝放在无人监督的同一房间中，除非大宝宝足够大——5岁以上，能够理解他会伤害其他人，否则小宝宝对伤害没有太多意识。

宝宝不会从栏杆缝隙钻过去。普通纱窗不具备安全防护作用，一定要安装有安全防护作用的纱窗，如钢网纱窗。

❖ 防物品倾倒砸伤

您可能不会相信，未固定在墙壁上的陈列柜，有一天可能被宝宝意外拉倒，顷刻间，倾倒的柜子和柜子上陈列的物品会砸伤宝宝，这不是耸人听闻，而是现实中发生过的意外事故。给宝宝创造安全的活动空间，让宝宝自由玩耍嬉戏是父母对宝宝爱的表达，也是一种责任。

家长们要注意，容易被绊倒或碰倒的东西都不要放在宝宝能碰到的地方，如落地灯、电风扇、花盆架等。在宝宝房间的墙壁上悬挂的挂画、镜子等物品一定要确保不会掉落砸到宝宝。衣柜里承载衣物的挂竿有被宝宝拉下来的可能，如果衣柜里挂了很多衣物，宝宝很可能处在被众多衣物压倒却无法脱身的危险境地。

❖ 手指脚趾被门和抽屉挤压

安装防护门套是保证宝宝安全的措施之一。宝宝一旦学会了开门关门，就会着迷，不断地开门关门，还有可能不小心夹着手指头。如果房门突然关上，有可能把宝宝反锁在房间里。所以，家中房间带锁的门，一定要留好备用钥匙，放在随时可拿到的地方，便于宝宝把门锁上时，能及时打开门锁。宝宝打开冰箱门时，小手可能会因冰霜粘到冰箱壁上无法动弹。最好在冰箱门边放上保护夹，防止宝宝关门时夹住手指头。能开关的柜门、冰箱门、电烤箱门、马桶等都要安装上保护套。

❖ 安全放置易碎物品

您可能认为宝宝不会打碎玻璃杯，不会蹬着凳子爬上写字台，再蹬着写字台上的一摞书，去够摆在书架上的相框、字画、装饰画盘等。事实是宝宝有您意想不到的本领。您能做的就是一切都要以安全为第一目的。父母要防止宝宝拿到并打碎未被安全放置的玻璃和陶瓷等易碎物品。放置易碎等可能给宝宝带来危险的物品时，不仅仅要考虑物品离地面的高度，还要考虑到宝宝站在凳子、椅子上面时所能达到的高度。

❖ 防窗帘拉绳或窗帘绳套勒住脖颈

不能让宝宝拿到超过20厘米长的绳子，落地窗帘的拉绳也不能让宝宝够到。家具如果有尖锐的棱角，请套上桌角防护套，家具上不能有木刺。

❖ 家中防溺水

卫生间是危险之地，积水的浴缸、洗手盆、马桶有使宝宝发生溺水的潜在危险。在水龙头上安装防护套。宝宝能到的地方，不能放置装有水的盆子、浴缸、鱼缸等，以免宝宝把脸闷在水盆或水桶里。

❖ 让宝宝远离气管异物

糖豆、瓜子、花生等可能被宝宝塞到鼻孔或耳道中，也可能会卡在宝宝的喉咙中。边跑边吃的宝宝，嘴里的东西有卡在气管里的可能，宝宝自己吃果冻有堵塞喉咙危险，拿着筷子、牙刷、小木棒等东西跑跳，可能会戳到眼睛。

❖ 防止宝宝食入有毒有害物

宝宝会打开药瓶，把药吃进肚里。拧开装有洗涤液、洗发液、香水或化妆品的瓶子，当作饮料喝下。药品、洗涤液、化妆品、杀虫

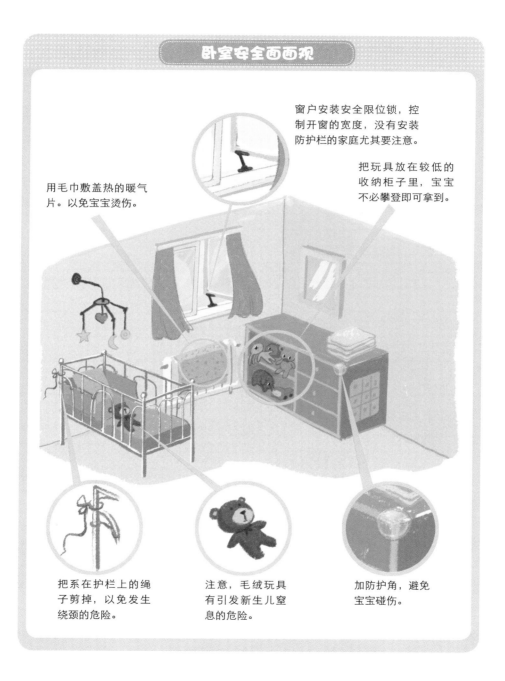

窗户安装安全限位锁，控制开窗的宽度，没有安装防护栏的家庭尤其要注意。

把玩具放在较低的收纳柜子里，宝宝不必攀登即可拿到。

用毛巾敷盖热的暖气片。以免宝宝烫伤。

把系在护栏上的绳子剪掉，以免发生绕颈的危险。

注意，毛绒玩具有引发新生儿窒息的危险。

加防护角，避免宝宝碰伤。

剂、驱蚊剂等化学品一定要妥善储存，放在宝宝拿不到的地方。宝宝喜欢掏垃圾桶里的污物，不要把空药瓶或洗涤液和化妆品空瓶丢到垃圾桶中，要把这些空瓶包装好丢到小区不可回收垃圾箱中。家里不要养有毒有刺的花草。

❖ 妥善处理带电物

宝宝会触摸未安装保护套的电插座或其他带电设备，把矮柜上的台灯拽下来可能会砸伤自己或者触电。熨斗插到电插座上时，宝宝可能通过拽连在熨斗上的电线把很热的熨斗拽下来。所有可能电到或烫着宝宝的东西统统要远离宝宝。所有电插座、插头、烤箱旋钮、电磁炉、电熨斗、吹风机都必须放置在安全地方，并进行安全防护，安装上安全防护罩。

❖ 防锐器伤

宝宝喜欢把工具箱打开，拿着危险工具胡乱挥舞，把水果刀、剪刀拿在手里，用铁制玩具或坚硬的东西砸电视的屏幕或者镜子、玻璃窗，破损的玻璃会划伤宝宝的皮肤。

❖ 防火灾和烧烫伤

宝宝可能会踩着小板凳打开燃气灶，拧开热水器的开关。烟灰缸里的烟蒂被宝宝吃到嘴里，宝宝拿着火柴和打火机等危险物玩耍。看护人抱着宝宝喝热茶、热咖啡、热水时，宝宝把铺在茶几或饭桌上的桌布拽下来，桌上热水瓶或热汤洒落可能会烫伤宝宝。

❖ 宝宝激怒了宠物

饲养宠物的家庭很多，饲养了几年的宠物，并不意味着绝对不会伤害您的宝宝，因为您不能保证宝宝会对小宠物做什么。他可能会用梳子给宠物梳头，可能会用玩具积木敲打宠物。宠物或许会被孩子激怒，咬了宝宝一口，或抓了宝宝一把。宝宝除了有皮肉之苦外，还要接受多次疫苗注射，最让父母难受的是担心宝宝可能得狂犬病。

❖ 儿童玩具安全隐患

学步车倾翻可能使宝宝摔伤或夹伤，玩具上的零件、衣服上的纽扣可能被宝宝抠了下来，送到嘴里。所有给宝宝玩的玩具都要保证安全，定期检查玩具是否有快要脱落的零部件或破损之处。

❖ 看护人看护宝宝安全守则

现在全职妈妈越来越少，依靠看护人看宝宝的家庭越来越多，看护人具有先进的育儿理念和科学的育儿

危险回放

我很疼爱女儿，她的一举一动牵动我每一根神经。可是由于我的疏忽，她摔倒了，头磕在衣柜边，流了好多血，缝了5针，我的心像刀扎一样痛！看着她的伤疤我特别难受，又很怕她再摔倒。我觉得自己被吓坏了，您说我该怎么办？

——晓雪妈妈

如果宝宝的皮肉之伤，让这位妈妈过分内疚，继而影响宝宝的心情，就得不偿失了。妈妈的情绪对宝宝的影响是深刻的，如果妈妈不高兴，宝宝也不会高兴，如果妈妈总是小心翼翼地服侍宝宝，过分保护宝宝，宝宝可能会有被禁锢的感觉，不利于宝宝健康成长。这位妈妈要坚强起来，克服心理障碍，有勇气面对淘气的宝宝，给宝宝创造一个安全的活动空间，万万不可因为宝宝受伤一次，就让宝宝失去自由自在玩耍的乐趣。

方法，是非常必要的。目前，受过专门培训的看护人越来越多，看护婴儿的水平也有所提高。但总体上来看，看护人综合素质参差不齐，现状并不令人乐观。如果是看护人来看宝宝，看护人也应该掌握科学育儿方法。

在需要父母时，必须能够在第一时间找到父母。

看护人必须知道急救中心的电话号码，知道离你家最近的医院电话号码和去医院的路线。

在看护人最容易看到的地方列出这些电话号码：物业管理部、父母手机、父母办公室、亲戚、家庭医生，以便紧急情况时备用。

让看护人认识紧急通道或安全出口，告诉看护人警惕烟气报警，消防设备存放的位置，并演示消防设备的使用方法。

告诉看护人家里房门钥匙放在何处，以便宝宝被锁在房里时急用。

让看护人了解宝宝的特殊问题，如过敏反应（被蜜蜂蜇了、过敏物过敏等）等特殊情况下使用的药物，使用药物前必须将使用剂量、适应病症交代清楚。

告诉看护人急救箱在什么地方。

离家前让看护人知道父母对照顾宝宝有什么要求，比如不希望看护人带宝宝串门，要明确告诉看护人。

假如父母不希望某些来访者进家，不希望接听某些打进来的电话，也要和看护人讲清楚。

告诉火警和匪警求救电话：分别是 119 和 110。

看护人必须遵守的安全规则。

没有父母的纸条，不得给宝宝服用任何药物。

无论在房间里还是在院子里，一分钟都不得离开宝宝。

不要让宝宝在近水处玩耍。

不要让宝宝玩塑料袋、气球、硬币等物品。

不要让宝宝在近楼梯、火炉、电源插座等地方玩耍。

不要给宝宝吃坚果、爆米花、硬糖块、整个水果，或任何硬而光滑的食品。

第三章

宝宝外出时的安全防护

　　小宝宝也想见识外面的大世界，带着宝宝外出时需要准备什么呢？家长们要根据出行计划准备不同的物品，因为远离了熟悉的家居环境，宝宝可能出现各种不适，除了宝宝的衣食住行，也要预防旅途中出现的突发情况。

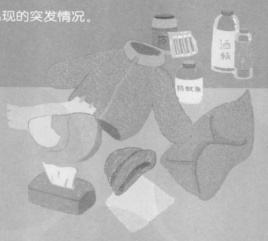

1. 出行计划和物品准备

很多家长把宝宝外出视为一件非常麻烦的事，甚至减少宝宝外出的次数，其实只要准备充分，宝宝外出时也能做到从容不迫。出行前，无论是远是近，爸爸妈妈都应做到心中有数：要到什么地方，逗留多长时间，那里的环境、气候怎样，由此做一个比较周全的计划。都市父母喜欢带宝宝到自然环境或大型娱乐场所去玩，这些地方环境变化大，有时情况会出乎意料，妈妈要提前准备。外出时，要带上宝宝必需品，吃的、穿的、用的、应急药品一个都不能少。外出时抵达的地点商业再发达也不容易随处买到幼小宝宝需要的特殊商品，加上人生地不熟，许多产品存在地区差异，宝宝可能不适应，把宝宝必需品备齐，出现突发情况心中不慌。尤其要准备好药品，宝宝不会给你寻找药店的时间。

❖ 为宝宝准备食物

(1) 奶

外出旅游时，妈妈不能得到很好的休息，奶水可能减少；如果没有母乳，一定要带上宝宝平时喝的配方奶和其他奶制品。在旅途中，奶不但能够提供足够的营养，食用也比较方便。

如果宝宝喝配方奶粉，

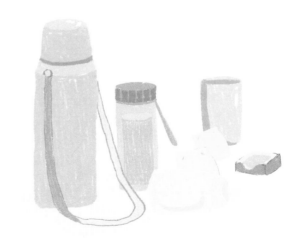

一定要准备一个密封好的旅行热水瓶和盛温开水的水瓶，并带足需要的水。带上小包装的配方奶粉，当宝宝想喝奶时，随时给宝宝冲奶。

如果乘私家汽车旅行，车上配有冰箱的话，可带上宝宝喜欢喝的酸奶和喜欢吃的奶酪。

1岁以后的幼儿不再以母乳为主，需要一日三餐；外出购买食物可能会遇到安全问题；宝宝也可能会对食物产生过敏；宝宝也许会拒绝买来的食物。所以，要带好宝宝足够吃的食物，以免给你的旅途生活带来很多不便。有爸爸妈妈在身边，加上足够的食物，宝宝没有不高兴的理由。

（2）零食

外出时可以带些适合这个年龄段幼儿吃的零食，当宝宝厌倦时，吃点零食，会让宝宝兴致盎然。不要带宝宝从来没吃过的食品，以免过敏，给旅游带来麻烦。最好的零食是水果，方便剥皮的水果比较好，还有酸奶、饼干、海苔等。

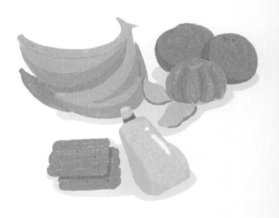

宝宝忍耐力有限，一旦饿了，就要马上吃饭，给宝宝带上打开即食的食品是不错的选择。即食食品比较方便，不会让宝宝因为等待而哭闹。现在有不少适合幼儿吃的即食食品，可选择几种带在路上，即使在道路上行驶也可以给宝宝吃。

（3）饭菜

到饭店进餐，适合幼儿吃的饭菜非常少。你可以请求厨师为宝宝做一点适合宝宝吃的饭菜。饭店的饭菜油大，盐多，要嘱咐厨师少放油和盐，一定不要放动物油。饭店的饭菜多比较硬，要求给宝宝做得软些。另外，不要让厨师淋明油，以免引起宝宝腹泻。

（4）为宝宝准备衣物

外出时，尽可能多给宝宝带些衣物，这会给你带来很多方便。路途中不知道会发生什么事：宝宝可能会在玩耍中弄湿衣服；奶水洒在衣服上；在饭店就餐时，打翻了饭菜。总之，一天可能要换几次衣服。要多带纸尿裤、纸巾等日常用品。

带宝宝外出之前，根据行程规划，提前查好目的地的天气。尽管你知道未来一周的天气，也要做好天气变化的准备。天气可能会突然发生变化。宝宝会随时睡眠，无论在车上，还是在你

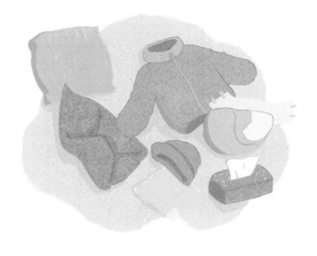

游玩的风景区，你要随时为宝宝准备铺的、盖的，把一床小被子放在车里。到目的地后，如果你把车停在距离你逗留的地方比较远的停车场，就要把宝宝的衣服和被褥放在旅行袋中随身携带。靠垫和抱被两用的多用途产品是很方便的。

（5）为宝宝准备小药箱

宝宝出门在外，难免会生病，这是最令父母着急的事。当父母发现宝宝生病时，在找到医院前，自带的小药箱就发挥作用了。尽管父母不是医生，但有些小的病症父母还是能够初步判断，并给予临时处理的。常备以下这些物品，宝宝生病时及时处理，及时就医。

外用品	体温计、消毒棉签、消毒酒精、碘酒、双氧水、紫药水、肤轻松软膏、炉甘石洗剂、风油精、蚊虫叮咬涂剂。
晕车药	学龄儿童和成人可以在乘车前半小时服用。学龄前儿童出现晕车反应，可以在服务区停车休息，下车活动一会儿。
外用药	在外面游玩，免不了磕磕碰碰，皮肤划伤、蚊虫叮咬、过敏皮疹等，带一小瓶碘伏、双氧水等消毒用品，还有消毒棉签、纱布、绷带、小镊子；抗菌药膏、创可贴、防蚊虫液和蚊虫叮咬膏等。
止痒药	准备止痒的炉甘石洗剂或1%氢化可的松乳膏，当宝宝出现痒疹时，可以涂上止痒。
退热药	可以备用含对乙酰氨基酚或布洛芬的口服退热药。如果您的宝宝吃药困难，就准备几粒肛门退热栓剂。
抗过敏药	可带上平时服用过的抗过敏药，发生荨麻疹或其他过敏性皮疹时可服用。如果您的宝宝有支气管哮喘或特异性过敏性症病史，一定要随身带着急救用的抗过敏药针和气道吸入性气雾剂。
胃肠疾病药和补液	宝宝可能会因为吃得不合适，发生呕吐、腹泻。带上口服补液盐3号能及时补充由于呕吐、腹泻丢失的液体，还有减少肠道内液体流失作用。蒙脱石散对胃肠道黏膜有保护作用。
助消化、缓解便秘药	益生菌、乳果糖口服液、开塞露。

出门必备小药箱

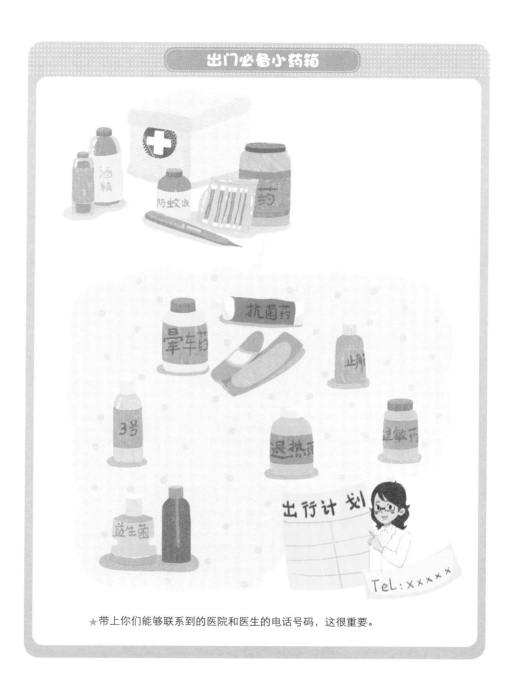

★带上你们能够联系到的医院和医生的电话号码，这很重要。

2. 交通工具和乘车安全

如果出行时乘坐私家车，几乎可以带上宝宝所需的一切，又不增加旅途负担。如果乘坐公交车、出租车、火车、飞机、轮渡等，就要好好考虑所带物品，既不能因怕行李多而舍弃该带的东西，也不要带过多的行李，增加出行负担。爸爸妈妈太劳累，就无暇顾及宝宝，增加了宝宝患病的概率。现代交通工具都有空调系统，要防止因过凉或过热使宝宝感冒。

汽车在高速公路上行驶时，一定让宝宝坐在安全座椅上并固定好安全带，绝对不能抱着宝宝，即使使用背带或吊兜也不安全。安全座椅要安装在后排座位。上车后第一件事就是锁上车门和窗玻璃并开启中控，使得宝宝不能自行开关车门和车窗，绝不可开窗行车，天窗也不可以。

切记，您一定要和宝宝一起下车，任何时候，任何情况下，都不可以把宝宝一个人留在车内！哪怕几分钟都不可以！途中宝宝哭闹或强烈要求离开安全座椅，一定要沉着冷静，把车停到安全地带，再让宝宝离开安全座椅，切不可在汽车行进中把宝宝抱离安全座椅。

汽车高速行进中，不要让宝宝吃零食，以免遇到急刹车时发生气管异物。车内也不宜让宝宝看书或视频，以免出现头晕目眩、腹部不适，甚至恶心呕吐等症状。在车内玩的玩具最好是布艺或软塑的，不建议选择金属、玻璃、硬塑等材质的，更不要选择气球等充气玩具，以免急刹车时尖锐玩具损伤到宝宝。家长可以给宝宝讲故事，和宝宝一起唱歌，欣赏车外风景，讲解沿途趣事，也可以玩接龙游戏。

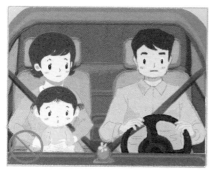

●不要让宝宝坐在副驾驶位置，有大人抱着也不可以。如果意外刹车，受强烈惯性影响，仅凭大人的力量不可能抱住宝宝，宝宝可能会直接砸到车前玻璃。

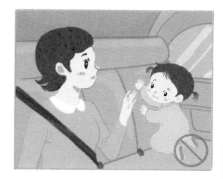

●不要让宝宝随意坐在座椅上，孩子天性好动，坐在车上很不安分。不要在车里给孩子喂食，车辆如果发生颠簸，食物可能误入孩子的气管，造成危险。

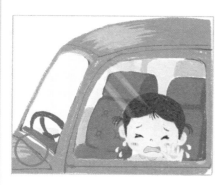

●切不可让宝宝单独待在车内，特别夏天温度过高时，易中暑，甚至导致死亡。而且宝宝单独在车内可能会乱碰车内工具，引发严重危险。

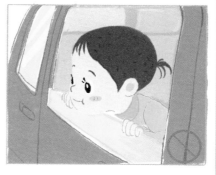

●不要让宝宝的任何身体部位探出窗外，这种行为危险性极大，更是交通法规明令禁止的事情。

3. 到了目的地

了解当地医院的电话、地址等医疗情况。因为小宝宝即使是很轻的感冒，出行在外时，父母也最好不要轻易自行给宝宝用药，向医生咨询或看医生是比较稳妥的做法。了解当地气候环境，比如到牧区游玩，即使白天气温比较高，到了晚上，气温也会很低，要注意宝宝保暖。

❖ 饮食照顾

出门在外，多会打乱原有饮食习惯，宝宝可能会"上火"，水土不服。要让宝宝多饮水，多吃水果蔬菜，不要过多吃小食品或甜点，尽可能保证按时进餐。

❖ 采取主动的预防措施

带宝宝出行，即使是很注意了，也难免不出状况，因此可采取主动的预防措施。如每天喝板蓝根冲剂，或每天喝一小杯红糖姜水；晨起用淡盐水漱口。小宝宝不会漱口，妈妈可以用淡盐水帮宝宝轻轻擦一擦口腔；保证宝宝充足的睡眠；让宝宝多喝水。

4. 户外容易出现意外事故的地方及防护

当意外事故发生以后，人们常常哀叹难以预料的天灾人祸。但在大多数情况下，意外是可以避免和预防的。意外发生的主要原因是，父母或看护人根本没有想到会发生危险，而且还固执地想"不可能出现这种事"。

新手父母没有经验，更没有这样的经历。在这以前，没有人提醒过，更没有接到这样的警告。父母并不会因为做了父母，就对意外事故有了敏锐的洞察力，自然而然地知道如何预防意外。父母需要学习这方面的知识。

在水塘和河沟边玩耍时，一定要注意安全，最好远离这些地方。不带宝宝在有汽车和摩托车驶过的路边玩耍，尤其是老人看护时，更要远离马路。

在户外或外出旅游时需规避哪些可能发生的意外事故呢？

游泳和水上运动时发生溺水。

在河沟、水坑、下水井旁玩耍时的潜在危险。

被他人宠物或流浪动物咬伤。

在缺乏安全保障的儿童游乐场中玩耍。

正在施工场地周边危险物。

建筑物上的坠落物。

旅途中的危险。

在野外遇到恶劣天气。

打雷、闪电时宝宝正在树下玩耍。

大儿童造成的安全隐患。

宝宝走失。

人群聚集地踩踏事故。

5. 户外意外防护措施

❖ 游泳时发生溺水

在海边游泳，一定要确定在您和宝宝附近是否有海上救助人员，确保一旦发生溺水等意外事故时救助人员能够及时赶到。

带宝宝下水，一定要给宝宝穿戴有质量保证的救生衣或救生圈等辅助游泳设备。即便宝宝穿着救生衣或救生圈，即使宝宝已经很娴熟地掌握了游泳技巧，您和家人也要时刻在宝宝身边，在您伸手可以触及宝宝的区域。

如果发现宝宝在水中异常安静或躁动，一定要毫不犹豫地把宝宝抱到沙滩上。确定宝宝是否有溺水，一旦怀疑发生了溺水，立即施救。

不要带宝宝在护城河或蓄水池和水坑中游泳，不要带宝宝在下水井旁玩耍，不要带宝宝在任何禁止和不被允许游泳的地方游泳或玩耍。

带宝宝玩水上漂流时，一定要确保有专业救助人员随时到达出事现场。

如果您家有游泳池或鱼塘，一定要做好防护，千万不要心存侥幸，认为宝宝时刻在您的看护下，不会自己跑到泳池和鱼塘边，更不会自己下水。父母这样的想法是宝宝最大的安全隐患。要么把水池的水全部放掉，要么在水池边安装结实的护栏，保证宝宝不会推翻护栏，不会从护栏的缝隙进入水池，不会从护栏上爬过去进入水池。总之，必须采取必要措施，决不能想当然地认为不会发生溺水事件。

带宝宝到朋友家做客或临时让宝宝在朋友家玩耍或寄宿时，要确保朋友家的泳池、鱼塘或花园有安全防护，宝宝不会发生溺水或中毒事件。

倘若家中有花园，要保证花园没有种植有毒植物，倘若不能保

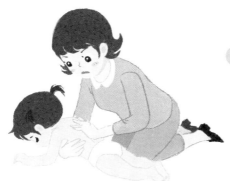

1　清除口鼻内的堵塞物。

溺水者头朝下，用手指清除其口内堵塞物。再用手掌连续迅速击打其背部，让其呼吸道通畅，确保舌头不会向后堵住呼吸通道。

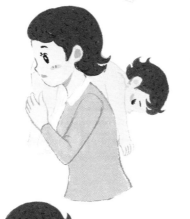

2　呼吸道畅通后，要立刻倾出积水。

溺水者俯卧于抢救者肩部，保持头足下垂，抢救者来回跑动就可倾出其呼吸道内积水，切不可让溺水者头朝上。

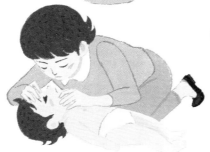

3　倾水时间不宜长，有水吐出后马上做人工呼吸。

将溺水者仰面放在地上，使其头部后仰，用一只手捏住其鼻孔，嘴对嘴轻缓吹气，注意溺水者胸部有没有隆起和回落，如果有，说明呼吸道通畅，尽可能快地做6次呼吸，然后每分钟12次，直到其恢复正常呼吸。

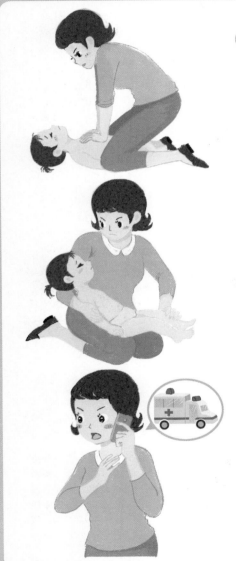

4 胸外心脏按压。

如果患者心跳、呼吸全部停止，应立即进行胸外心脏按压。让溺水者躺在地上，按压者左手掌放在溺水者胸骨下三分之一处，右手掌压在左手背面，垂直向下按压，使胸骨下陷2到3厘米。然后放松，频率为每分钟60至70次。应注意掌握好压力，防止用力过重。对于儿童可用一只手按压。若能触到颈动脉搏动，说明心脏按压有效。

5 注意保暖，按摩四肢。

呼吸心跳恢复后，应注意保暖，并按摩四肢，促进血液循环，加快病人身体康复。

6 向急救中心求救。

在进行上述方法抢救的同时，还应尽快向急救中心求救。

证，要在有毒植物周围安装篱笆墙或其他防护措施，确保宝宝触碰不到有毒植物。

❖ 被他人宠物或流浪动物咬伤

不鼓励宝宝和陌生人或他人的宠物嬉戏玩耍，坚决制止宝宝招惹小动物，如用脚踢，用棍子敲，用石头砸等。遇到流浪动物，如果您想救助或收养，首先把它带到宠物医院做检查并接种必要的疫苗，以免携带狂犬病毒的宠物狗或携带弓形虫的猫咪危害到宝宝的健康。

❖ 在缺乏安全保障的儿童游乐场中玩耍

并不是所有的儿童游乐场都是安全可靠的，游乐场中的玩具，尤其是大型运动类和冒险类游戏并不总是安全的。带宝宝到游乐场玩耍，要确保游乐场的游乐设施有安全标示和安全警告！游戏前，有专职人员向父母说明注意事项和安全须知。玩冒险游戏时，要确保有专职人员陪伴。需要穿戴安全防护的游戏，一定要正确穿戴并确保系扣已经系牢。

❖ 正在施工场地周边的危险物

现在的施工场地绝大多数都有围栏和必要的安全防护，非工作人员很难进入到施工现场。但是，如果在施工场地附近玩耍，稍不留神，宝宝就可能离开您的视线，从围栏缝隙或敞开的大门跑进施工现场，好奇心驱使宝宝无所畏惧。所以，如果带宝宝路过施工场地，请迅速离开，不在附近逗留片刻。

❖ 防建筑物上的坠落物

带宝宝在户外玩耍或路上行走，尽量不在高楼下行走，以防阳台上或窗外的某一物体坠落砸伤头部。为了他人安全，您一定要告诉家人切勿在阳台或窗台外放置物体，包括花盆和食物。倘若您和家人不这么做，宝宝就不会模仿成人如法炮制。

❖ 规避旅途中的危险

用自行车带宝宝，要安装结实的儿童用自行车座椅并系好安全带。在自行车前后轮都要安装上链条保护网，以防宝宝脚踝被链条绞伤。

带7岁以下宝宝乘坐私家汽车时，一定要让宝宝坐在安全座椅上并系好安全带，切莫因为宝宝不接受而妥协，解开安全带甚至把宝宝抱出安全座椅。7岁以上儿童乘坐私家汽车时，可让宝宝坐在儿童专用增高坐垫上，系好安全带，确保安全带不会勒到宝宝脖颈和左胸（心脏部位）。任何时候，都不要让宝宝坐在副驾驶座位上。

家长安全驾车非常重要，在高速行驶时，一定不要超速，不要跟在大货车尾部，如果避不开，一定要保持足够远的车距。超车时，一定要先打转向灯，确认前后没有近距离跟车时方可超车。切勿不断变换车道，更不能开S型车。该刹车时就刹车，不要为了少踩一次刹车跟车太近或突然变道，这样做是很危险的。平稳驾车宝宝不易晕车，最重要的是保持良好的驾驶习惯您的家人更安全。出门在外安全第一。切莫在路上挤时间，欲速则不达，还可能酿成大祸。自驾车长途旅行，要带上宝宝吃的喝的等物品，还要带上便盆，以免遇到堵车或距服务区比较远时急需。当宝宝哭闹，强烈要求下车时，一定要在能停车的情况下停车，并打开应急灯，切不可随意停车。

❖ 在野外遇到恶劣天气

带宝宝出游，要关注当地气候变化和天气预报，每天晚上休息

危险回放

我在高速公路上遇到过这样一起事故：一辆黑色轿车停在距离高速出口200米左右的地方（亮着应急灯），我前面的货车变道到最右侧车道，应该是要驶出高速，我也要从此出口离开高速，本想超过货车，但感觉货车车速比较快，而且距离出口不到500米了，为了安全起见，就减速跟在货车后面。可突然听到爆裂声，货车停了下来，我迅速刹车并扫一眼后视镜，未发现车辆，急速离开最右侧车道，绕过货车，发现货车车头已经撞向那辆黑色轿车。所以，停车一定要停在安全地方。

前，习惯性地打开天气预报，了解明天的天气状况，考虑一下是否符合明天的活动安排。如果预报有较长时间的降雨，可把原定的户外活动改为户内活动。如果预报有大风天气，临时改变原定的登山或野外探险活动，可改为到市区街心花园，也可临时参观美术展览，或带宝宝到科技馆、博物馆。每天晨起外出前，习惯性地打开当地天气预报，确定穿衣厚薄。如果PM2.5超标，外出可戴防护口罩，不做有氧运动。

在野外遇到恶劣天气时，需要的是沉着冷静，慌张有可能导致间接伤害。比如，在登山途中，突然遇到暴风骤雨，这时，最危险的是暴雨导致的山体滑坡、泥石流、山水泄洪、大树被风吹倒、遭受雷电。首先要快速找到相对安全的地方，固定自己的身体并用身体保护宝宝，如结实避风的岩石后、矮而粗的树木或树桩。倘若一时找不到适合的地方，宁愿停在原地，以免慌不择路，脚下打滑滚落山下。

❖ 规避大儿童造成的安全隐患

常有大儿童扔石头、球、棍棒导致幼儿受伤的案例。所以，有大儿童在幼儿附近玩耍时，父母和看护人一定要有防范意识。如果大儿童在宝宝附近踢球、踢毽子、投掷沙包或小球，要及时带宝宝去安全的地方玩耍。叮嘱大儿童不要碰到小弟弟小妹妹是没用的，他们不会有意伤害小朋友，而是玩耍中的不自觉行为意外地伤到了宝宝。一旦伤到宝宝，翻过来再去责备看护人，再去教训大儿童已经晚矣。未雨绸缪是避免意外伤害的最佳办法，意外事故多源于侥幸心理，认为"不会的"、"不可能"、"哪能呢"是意外事故的温床，提前预防，排除安全隐患，规避可能会带来伤害的人、事、物是远离意外的最佳途径。

❖ 如何防止宝宝走失

带宝宝出行，最令亲人崩溃的是丢失了宝宝！这将会让未来的生活陷入极度痛苦之中，在寻找宝宝的崎岖路途中，消磨着青春岁月，在一次次希望一次次落空的煎熬中，蚕食着健康的身躯……

宝宝走失同样令父母焦急万分，倘若宝宝走得不远，或宝宝主动回到父母身边，或宝宝发现父母不在身边，大声哭喊，好心人把宝宝带到景点或服务台，循环播放寻呼启示，很快就找到了宝宝，还算是不幸中的万幸。

可是，事情并非总是朝好的方向发展，也不是总如我们所愿。最可靠的办法就是防患于未然。

如果您一个人带宝宝在户外玩耍，想和他人聊天，一定不能把宝宝丢在一边，和他人聊得热火朝天。一定要把宝宝抱在怀里，如果宝宝坐在婴儿车或童车中，一定要把车放在您的眼前，且一只手放在车边，保证伸手即可够到宝宝。

在人群聚集的地方，一定要用手紧紧牵着宝宝的手，而不是让宝宝抓着您的衣襟或您的挎包带。如果宝宝坐在童车里，一定要系好安全带，推着宝宝，而不是拉着童车，始终保持宝宝在你的视线内。倘若人群过于密集，请立即离开现场，到相对安全的地方。

在商场、购物中心、超市、菜市场购买物品时，绝不能把宝宝放在一边，即使坐在婴儿车或童车中也不可以！如果把宝宝放在柜台上，一定要用一只手臂护住宝宝，另一只手看物品和付款。如果您不能保证宝宝始终在您的视线内，索性放弃购物，因为，即使在您查看商品、和卖家沟通以及付款时，宝宝离开您的视线哪怕片刻时间，也有走失，甚至发生被人贩抱走的悲剧！需要注意的是，如果父母两人带孩子，妈妈在购物，把宝宝交给爸爸照看，可爸爸一直在看手机，自认为宝宝就是身边或眼前，不可能走失。然而，宝宝走失和被人贩子拐骗，就是发生在父母和看护人认为不能的情况下。

到游乐园、动物园、公园、植物园以及任何人群聚集的地方游玩，都要时刻保证宝宝在您的保护之下，如果您能抱得动宝宝，就抱在怀里，也可借助背带或抱带，或让宝宝坐在婴儿车或童车里并系好安全带。

多数情况下，都是父母甚至还有爷奶或外公外婆一起带着宝宝游玩，人多并非意味着宝宝不会走失。要事先安排好，在何时、何地、何种情况下，由谁来专职负责宝宝。否则，妈妈认为爸爸看着宝宝

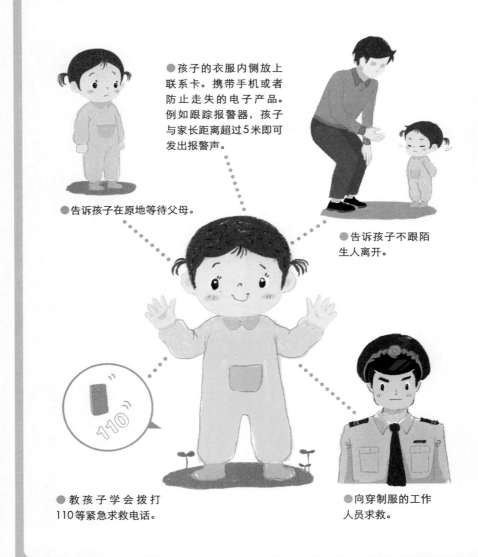

●孩子的衣服内侧放上联系卡。携带手机或者防止走失的电子产品。例如跟踪报警器，孩子与家长距离超过5米即可发出报警声。

●告诉孩子在原地等待父母。

●告诉孩子不跟陌生人离开。

●教孩子学会拨打110等紧急求救电话。

●向穿制服的工作人员求救。

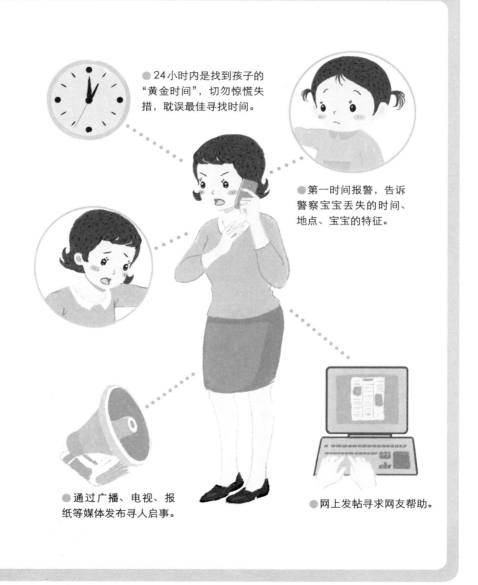

● 24小时内是找到孩子的"黄金时间"，切勿惊慌失措，耽误最佳寻找时间。

●第一时间报警，告诉警察宝宝丢失的时间、地点、宝宝的特征。

●通过广播、电视、报纸等媒体发布寻人启事。

●网上发帖寻求网友帮助。

危险回放

记得女儿很小的时候，我和爱人带着女儿、侄女和外甥女，到市中心去看正月十五燃放礼花。到了目的地，一眼望去，可谓人山人海，越接近燃放地点，人群越密集，走着走着，我和爱人都觉得不对劲，在挤得水泄不通的人群中，开始出现一些躁动，紧接着，人群似乎有逆流的趋势。爱人抱着2岁多的女儿，我一只手紧握5岁的侄女，另一只手握着8岁外甥女的手，一个人的胳膊横在侄女的脖颈前，似乎压得侄女出不上来气，一种不祥的预感袭上心头。我和爱人四处搜寻有无安全之地，在不远处发现一辆汽车，我们开始缓缓向汽车方向移动，避开人群涌动方向，我和爱人用身体和臂膀保护住宝宝们，不让汹涌的逆流人群挤压到宝宝。幸好有安全保卫人员及时疏散，避免了一场即将发生的踩踏事故。

呢，而爸爸认为宝宝有爷爷奶奶看着呢，爷爷奶奶又认为宝宝在妈妈身边。而实际上，宝宝已经走得无影无踪了，这么多人却没有一个人发现！

❖人群聚集地踩踏事故如何自救

避免发生宝宝被踩踏事故，最有效的方法就是远离人群聚集地，不带宝宝参加人员众多却缺乏组织和有序管理的活动。

一旦发生人群拥挤现象，尤其是出现人群逆流时，人群会陷入混乱中，极易出现踩踏事故。遇到这种危急情况，宝宝常会被吓哭。此时，父母最需要的是保持冷静，即使非常紧张害怕，也不要大声喊叫。还要不断安慰宝宝，有爸爸妈妈保护着，宝宝不要怕。

如果宝宝小，立即把宝宝抱在怀里或让孩子骑跨在爸爸肩膀上，爸爸两手紧紧抓住孩子肩背部，让宝宝头颈部在人群头顶部，避免宝宝头颈部挤压伤，妈妈尽力用身体抵挡人群对爸爸的推挤。

如果宝宝大了，爸爸根本抱不动，更不用说骑跨在爸爸肩上了。这时，爸爸妈妈要用身体和肢体保护住宝宝，保证宝宝脖颈没有被挤压，口鼻没有被堵住，尽力用身体抵挡拥挤过来的人群，随着人流方向尽可能地向边缘移动，尽可能往有阻挡物的地方靠近。一定不要向人流中间靠近，千万不要逆着人群涌动方向流动。

切记不要弯腰低头，即使值钱的东西掉到地上也不要去捡，因为你一旦低头弯腰就会被拥挤的人群挤倒甚至被踩踏，很难再站立起来。

一旦宝宝被踩踏，您没有办法抱起宝宝，只能用您的身躯保护宝宝。用您的膝盖和胳膊肘支撑住您的身体，把宝宝保护在您悬空的身体之下。首先需要保护的是头部和颈部，然后是胸部和腹部。当您用身体保护宝宝时，可能的话，把宝宝四肢并拢在身体两侧，让宝宝肢体也处于您的保护之中。与此同时，大声呼唤，唤醒周围人的帮助，多一个人多一份力量，两个人甚至几个人共同组成保护圈，宝宝就多一分安全，少一分危险。

6. 出行如何预防宝宝中暑

中暑是环境温度过高引起的体温升高，而产生的身体不适等症状。又热又湿的闷热少风环境易发生中暑。在气温高、湿度重的酷暑盛夏，宝宝在阳光下或在闷热不通风的房间内长时间玩耍时易发生中暑。

与成人相比，儿童更易发生中暑。这是因为，儿童体温调节中枢和汗腺发育不够成熟，喜爱活动，基础代谢率高，当环境闷热时，积蓄在体内的热量不能充分散出，引起体温急速升高。

❖ 儿童中暑常见表现

儿童中暑主要表现，高热、皮肤干燥发红、呼吸急促、烦躁不安，严重者出现抽搐或昏迷。幼儿中暑症状多不典型，即使是典型的中暑，有时也因为没有想到，而误认为是感冒或其他状况。所以，在炎热的夏季，父母不要忘记中暑这回事。如果有中暑的外在条件，宝宝又出现了中暑症状，要想到中暑的可能，并给予积极处理。

❖ 中暑的外在条件

天气闷热，没有一丝凉风，汗液出不来，感觉有些压气，胸部闷闷的，因感到燥热，心情静不下来。

室内温度比较高（30℃以上），不断地出汗，身上感觉总是湿漉漉，潮乎乎的，用手摸摸皮肤，感觉粘手。

在阳光下或密不通风的闷热室内玩耍时间过长。

❖ 中暑时可能出现的症状

宝宝刚才还欢快地玩耍，突然就没了精神。

有些烦躁，开始闹人，困倦。

食欲下降，甚至拒食，恶心，甚至呕吐。

体温升高。

❖ 预防宝宝中暑的有效方法

天气闷热，气温过高时，要想办法降低宝宝周围的环境温度，尽量减少宝宝身上衣物。可把空调调到26℃，如果是中央空调可用薄布挡在通风口处，以免冷风直接吹到宝宝。单机空调可把风叶朝上张开，让风直接吹向房顶，要调至最小风速。南方水气大，打开除湿功能。北方"桑拿天"也可把除湿功能打开。

如果使用电风扇，一定不能让电风扇直接吹向宝宝身上。一定要使用有安全防护的电风扇，即便使用有安全防护的电风扇，也要放在宝宝触摸不到的地方。

宝宝睡着了，满身是汗，不敢开空调，不敢用电风扇，也不敢开窗户，不断给宝宝擦汗，以为自己受热受累不怕，宝宝舒服就好。事实上，宝宝不但没感到舒服，还有发生中暑的危险。

鼓励宝宝多喝水。带宝宝到有树荫的地方玩耍。最好在早上和傍晚稍微凉爽的时候带宝宝到户外。

闷热天气，不要让宝宝持续追逐奔跑，玩一会儿，就让宝宝休息片刻，喝点水再去玩。

❖ 怀疑宝宝中暑时，父母如何办？

立即把宝宝带到通风凉爽的地方。

给宝宝喝水，也可喝绿豆汤或苦瓜水。

如果宝宝发热，不要服用退热药，而是把宝宝放到温水中（水温比体温高0.5℃）泡三五分钟，可在水中放几滴藿香正气水。

如果宝宝恶心呕吐或烦躁不安或体温超过了39℃，请带宝宝去医院。

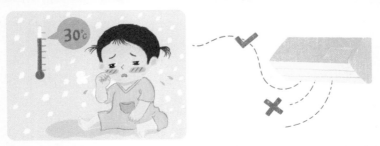

●儿童中暑主要表现，高热、皮肤干燥发红、呼吸急促、烦躁不安，严重者出现抽搐或昏迷。注意观察室内温度计，保持适宜温度。

●开空调时冷风不要直接对着宝宝吹。中央空调可用薄布挡在通风口处，单机空调可把风叶朝上张开，让风直接吹向房顶，要调至最小风速。南方水气大，打开除湿功能。北方"桑拿天"也可把除湿功能打开。

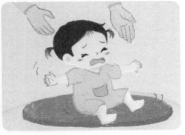
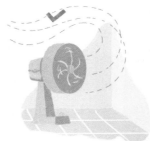

●使用电风扇时，不要让电风扇直接吹向宝宝身上。一定要使用有安全防护的电风扇，电风扇要放在宝宝触摸不到的地方。

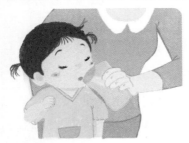
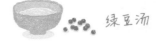
绿豆汤

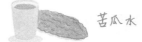
苦瓜水

●及时更换衣服，给宝宝补充水分。

7. 如何预防宝宝晒伤

婴幼儿皮肤非常稚嫩，在阳光直射下几分钟，即有可能导致皮肤晒伤。有的宝宝对紫外线过敏，照射阳光后，皮肤发红，甚至起红色小丘疹，有痒感，抓挠后，出现一道道抓痕，出血结痂，罹患日光性皮炎。

有的宝宝对紫外线异常敏感，阳光照射后出现明显的晒伤，皮肤出现红肿热痛，甚至破损，晒伤后疼痛明显，宝宝会因此哭闹夜眠不安，皮肤火辣辣地痛。涂抹治疗晒伤的外用药，会使疼痛加重，宝宝哭闹得更厉害。晒伤治疗不能立竿见影，所以，一定要注意防护。

宝宝被太阳晒伤，主要发生在旅游和旅行期间。初到异地，妈妈对当地气候和紫外线情况不了解，宝宝皮肤被晒伤。如果宝宝晒后皮肤明显发红，就有被晒伤的可能，要注意防晒。

防晒的方法有很多，如使用防紫外线伞，戴遮阳帽，穿长袖衫和长裤，涂防晒霜，在树荫下乘凉等。

烈日炎炎，不能让宝宝直接暴露在阳光下，尽量把宝宝放在阴凉处。树荫下是比较理想的嬉戏地，凉爽遮光，时常有一丝光线照射进来，舒适有趣。

给宝宝穿纯棉透气宽松的长袖上衣和长裤，头戴棉质宽边大帽檐的遮阳帽，可阻挡大部分紫外线。

6个月以上的宝宝，可以在外出前30分钟在裸露部位涂婴儿专用防晒霜，如果一直在户外，每隔两三个小时重复涂抹一次。如果要游泳，进水前全身涂抹防水防晒霜，出水后马上淋浴，再次涂抹防晒霜。

6个月以下婴儿主要物理防晒，如能遮紫外线的遮阳伞、遮阳帽，不能让宝宝直接暴露在烈日下，哪怕几分钟，都需要防护紫外线。

从户外回到室内，要马上给宝宝清洗身上的汗水、盐分、灰尘和防晒霜。

如果发现某处皮肤发红，可用湿润的干净柔软的棉毛巾在发红处轻轻拍打，或用凉毛巾冷敷半小时。皮肤发红未改善前，暂时不要带宝宝到户外，给宝宝补充足够的水分。一旦发生晒伤请带宝宝看医生。

8. 如何预防宝宝被蚊虫叮咬

为了避开高温，家人会在傍晚带宝宝到户外活动，而这时正是蚊子活跃的时候。可在宝宝身上擦上防蚊水，也可在衣服上喷花露水，或贴上防蚊贴，洗澡时，在水中加艾叶草、十滴水或维生素B1片等有防蚊作用，还可拿把扇子在宝宝周围慢慢扇风。

可以使用电蚊香防蚊虫叮咬，最好不用烟熏蚊香。用蚊帐是最安全的，但宝宝可能会把身体贴在蚊帐上。可在床上放置高度约50厘米的防护围，以免蚊子隔着蚊帐叮咬。

❖ 宝宝被蚊虫叮咬后怎么办？

如果宝宝被蚊虫叮咬了，涂肥皂水、苏打水或淡氨水，不但有止痒作用，还可减轻局部症状。使用这些用品时，要注意安全，不要放在宝宝能拿到的地方，不要弄到宝宝眼睛里。如果宝宝皮肤出了小红疹，又很痒，可以涂肤轻松软膏。出门前，可把风油精涂抹在宝宝穿的外衣背部，一定程度上可防止蚊虫叮咬。不要在宝宝皮肤上或手可接触的地方涂风油精，以免刺激皮肤或弄到眼睛里。

为宝宝驱蚊，妈妈可选用婴儿专用的电蚊香、驱蚊贴、驱蚊器等。不要用烟熏蚊香为新生儿驱蚊，即使是毒性非常低的电蚊香片也不建议使用，以免空气中飘浮的蚊香颗粒、烟雾和气味刺激新生儿呼吸道，引起过敏反应。实际上，通过化学和物理方法达到驱蚊目的的产品，对婴儿来说，都存在安全隐患，或多或少都会有不利影响。我认为，使用传统的蚊帐防蚊是最环保的，超薄蚊帐是避免宝宝被蚊蝇叮咬的最好工具。在育儿方面，有现代科技含量的东西并非都是好的，好的传统育儿方法和物品要保留下来，虽不含现代科技，却有一定的含金量，不可一概丢弃。

9. 如何预防宝宝长痱子

勤洗澡是最有效的防痱子方法，如果宝宝总是满头是汗，浑身汗津津的，很容易出痱子。如果初夏宝宝就开始起痱子，到了伏天，宝宝的痱子会更厉害。防痱子方法有很多，有一些好的方法，父母可酌情尝试。比如用十滴水、金银花、宝贝金水、艾叶等洗澡。

宝宝一旦出痱子，父母要注意不要给宝宝穿盖过多；勤洗澡，不要让汗液长时间停留在宝宝身上；不提倡使用痱子粉，最好选择痱子水或乳膏；到户外活动，要避免阳光暴晒，选在早晚凉快的时候外出，并采取防晒措施。

在炎热的夏季，新生儿可以睡凉席，建议选择做工精良的草制凉席和亚麻凉席，不建议选择竹制或其他材质的凉席。在凉席上要铺一层棉质布单，有吸汗作用。不要让凉席上的毛刺扎到宝宝。如果没给

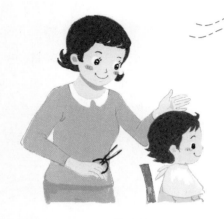

●剪个小平头，宝宝好凉快。

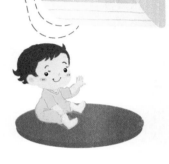

●适当开空调，宝宝体感很舒服。

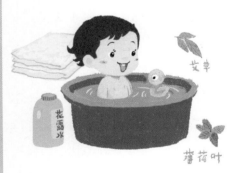

●勤洗澡，水中加几滴花露水，或者泡点薄荷叶和艾草。

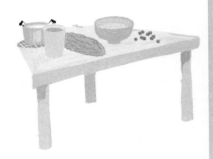

●多吃清热清火的当季食物，如绿豆汤、苦瓜、西瓜等。

宝宝穿尿裤，可在凉席下铺隔尿垫或塑料布，但不要在凉席上面铺，以免宝宝长痱子。

应该给宝宝穿宽松、透气、吸汗的薄棉布衣服。

室温尽量控制在28℃以内，居室环境如果潮湿、闷热，最好购买一台除湿机。大多数空调具有除湿功能，有些空气净化器也有除湿功能。

第四章

宝宝饮食卫生安全

　　病从口入，宝宝的食品安全是每个家长都特别关心的问题。家长们要把好婴幼儿食品安全的第一关。有效洗手、清洁厨具、生熟分开、少吃生食、妥善保存食物等，都是保证宝宝饮食安全的有效措施。

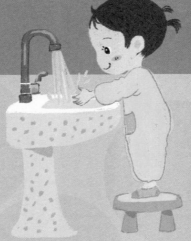

1. 给新生宝宝安全的第一口奶

母乳是婴儿最健康最安全的食物，妈妈的初乳中含有新生儿所需要的所有营养成分，尤其是含有人体不可缺少的免疫球蛋白。新生宝宝的免疫系统在出生5个月之后开始形成，所以在6个月之前只能靠初乳来获得免疫能力。所以对宝宝来说，母乳喂养是最佳的喂养方式。世界卫生组织(WHO)建议纯母乳喂养至少6个月，并可在适当添加辅助食物的情况下，继续母乳喂养至2岁。

但由于一些特殊原因无法进行母乳喂养的妈妈也不用太沮丧，因为现在的配方奶也可以很好地帮助宝宝成长。但刚出生的新生儿，

郑大夫小课堂
4个月以内宝宝疾病期间的喂养

● **不要轻易让4个月以内宝宝喝稀释奶**

宝宝发生腹泻，妈妈常常把奶稀释，这种方法只适合短期使用，通常不要超过3天，如果长期让宝宝喝稀释奶，会导致营养不良，影响宝宝生长发育。

● **不要随意通过加米粉改变奶的浓度**

溢乳比较严重时，有的医生会建议在配方奶中添加米粉，通过增加奶的稠度来减轻溢乳。对于4个月以下的婴儿来说，长期这样喂养，会影响宝宝生长发育，因为米粉中蛋白质含量低，添加米粉会影响奶的摄入量。所以，对于4个月以下的婴儿来说，这种方法不适用。

消化功能弱，还不能消化浓度较高的奶粉，也就是说不能喂全奶，应该先给浓度低一些的。

具体做法是：

出生 1 天 ~3 天：1/3 奶

出生 3 天 ~7 天：1/2 奶

出生 7 天以后：全奶

2 背奶妈妈必须知道的几个小知识

❖ 母乳的收集

· 洗净双手并确保吸乳器、奶瓶、储奶袋经过清洁消毒。

· 使用单独容器收集母乳，每次吸出的乳汁分别冷藏。

· 每份母乳不宜量太多，以60毫升~120毫升为准，以方便喂食，避免浪费。

❖ 母乳的保存

母乳储存条件		
母乳状态	储存条件	储存时间
新鲜母乳	冰箱冷藏室	2天~5天
解冻母乳	冰箱冷冻室	24小时
冷冻母乳	家用冰箱冷冻室	3个月~6个月
冷冻母乳	低温冷冻室	6个月~12个月

注：引自张巍等主编《早产儿医学》，人民卫生出版社2008年。

母乳冷冻最好使用适宜冷冻的、密封良好的塑料制品，其次为玻璃制品，最好不用金属制品，这是因为母乳中的活性因子会附着在玻璃或金属上，从而降低母乳的养分。储存过的母乳会分解，看上去有点发蓝、发黄或者发棕色，这都是正常的。

❖ 母乳加热

冷藏母乳，在温奶器或37℃温水中加热。

冰冻的母乳，为了保存母乳的成分，可先放置在冷藏室中过夜。

对于已经分离的脂肪层，可轻轻地晃动奶瓶使之重新混合均匀。

不得在微波炉中或沸水中解冻已冻结的母乳，因为这样既容易破坏母乳成分又容易造成烫伤的危险。

解冻后未吃完的母乳，不得再次冷冻。

郑大夫小课堂

妈妈尽量早起些，留出给宝宝喂奶的时间。一天的职场打拼，回到家里，妈妈一定想马上给宝宝喂奶了。妈妈没有意识到，冬季时乳房温度还是"室外"的，宝宝马上吃母乳，等于吃了凉奶，必然腹泻。妈妈进了家门，要等上十几分钟，并用温水洗一下乳房、乳头，轻轻揉几下，挤出一点奶不要，再抱宝宝美美地吃奶。

3. 添加菜类辅食的误区

❖ 都是菜叶惹的祸

妈妈认为菜叶软，比较适合宝宝吃，其实，菜叶很难被宝宝咀嚼成泥状，即使把菜叶剁得很碎，也常会粘在宝宝口腔里，尤其是上颚上，使宝宝很难咽下。宝宝小，不会说，也不会用手清理，引起宝宝反感，从此宝宝就不喜欢吃菜了。

❖ 用菜水代替蔬菜

妈妈认为给宝宝喂煮的菜水，就能提供蔬菜中的所有营养。而实际上不是的，释放到菜水中的营养素非常有限，一定要及时给宝宝吃菜。

❖ 绿叶蔬菜配蛋黄

这两种食物搭配在一起，不但不能促进铁的吸收，还会因为绿叶菜中的草酸，影响菜和蛋黄中铁的吸收。维生素C有助于铁的吸收，所以应该用西红柿、甜椒等配蛋黄。

❖ 胡萝卜喂得太多

胡萝卜素须依赖油脂才能吸收，婴儿不能吃油，只是用水煮胡萝卜水或胡萝卜泥，很难吸收到需要的营养素，更多的是起到润肠作用。如果宝宝没有大便干燥，不要过多给宝宝吃胡萝卜。等到幼儿能吃油了，就能吸收胡萝卜素了。

❖ 多增加蔬菜的种类

宝宝营养才是均衡的。多吃几种蔬菜比考虑多吃哪种蔬菜重要得多。在给宝宝搭配食物时，不但要考虑到营养，也要考虑到食物是否相克，不能随意混合。

4. 小零食带来的大问题

❖ 营养单调、新鲜度低

小零食大部分是经过加工的食品，高糖、高脂、高盐、高化学添加剂、高调味剂，低维生素、矿物质、纤维素，保质期长而新鲜度低。零食必然排挤正餐，导致营养不均衡，带来一系列进食问题和疾病。高温、油炸、腌渍、长时间加热等制作方法导致食物不新鲜，营养素被破坏；包装食品为了保鲜和较长的保质期（也叫货架期），往往添加防腐剂。食品原料从采集到加工到销售到保质期结束，这么长时间还能吃，新鲜度可想而知。

❖ 暴饮暴食和积食

一些不健康食品，味道厚重诱人，宝宝没有节制能力，养成了暴饮暴食的不良饮食习惯。幼儿胃排空速度虽然比成人快，但也需要2个小时左右。如果一种食物尚在胃中，还没有被搅拌完全，并排入肠道消化吸收，又吃进另一种食物，很容易造成积食：打饱嗝、口中有酸味、食欲下降、腹部胀满、放屁无响声、夹带有屎的味道等等。叠食可持续很长一段时间不能恢复正常进食，宝宝会因此消瘦。还有一些食物不宜搭配，混在一起吃也容易引起叠食，如红薯和花生、红薯和鸡蛋。

❖ 冷热刺激和过度冷食

宝宝胃黏膜娇嫩，对冷热刺激都十分敏感，进食冷热不均，易损害宝宝胃肠道功能。宝宝非常喜欢吃冷食，尤其是冷甜食和冷饮，使胃肠道长期处于缺氧、缺血状态，出现一系列胃肠道功能紊乱症状，导致消化功能下降。

❖ 胃肠胀气、影响睡眠

宝宝普遍喜欢喝甜饮料、碳酸饮料、可可饮料等，都可引起宝宝腹部胀气、嗳气、消化不良，使宝宝食欲减低。含有咖啡因的饮料会影响宝宝的睡眠。

❖ 消化功能紊乱

胃肠道消化酶的分泌是定时的，如果进食不能定时定量，很容易引起消化功能紊乱。含糖量高的零食让宝宝没有饥饿感，到了吃饭的时候，就没有了胃口。过后又以零食充饥，造成恶性循环。

❖ 代谢伤肝肾

垃圾食品中含有很多人体不需要的成分，请看看食物成分表中列的那些化学成分吧！色素、糖精、香精、咖啡因、味精、调味品、防腐剂等等，必须由肝脏、肾脏分解排出，蓄积在体内，会妨碍正常的代谢反应。宝宝的脏器还十分娇嫩，肝肾都是身体的无名英雄，从现在就开始超负荷工作，宝宝还要用七八十年，一旦用坏了，现代医学至今还无能为力！

5. 健康吃零食

宝宝只要醒着就动个不停，会消耗很多热能。正餐之外恰当补充一些零食，能更好地满足新陈代谢的需求，也是摄取多种营养的一条重要途径。与其又给宝宝吃又有负罪感，不如承认零食有一定合理性，纳入零点序列，但一定要从严控制宝宝吃零食的品种、时间和数量。

第一，学会看成分。也教宝宝不要听销售人员的推销，自己看成分表，自己决定品种和数量。

第二，数量上需要控制。婴幼儿饮食结构中，零点只占很少的部分，大约是正餐食品的10%～20%，大约是50～100克/天。

第三，合理安排进食时间，把快餐食品纳入一周正餐计划食谱中。如周末带宝宝到动物园，中午吃洋快餐；下班晚了，买现成的油酥肉；早晨起晚了，吃现成的蛋糕。绝大部分正餐，吃自己做的。一周21餐，至少要保证15餐以上吃少油少盐少糖的健康食品。既变换了风味，又节约了时间，还保证了健康。

把含奶甜品纳入一周的奶及奶制品中。比如冷甜食、奶油蛋糕、雪糕、冰激凌、果奶、奶片、奶酪等。

把零食纳入一周的零点中。在两顿正餐中间吃，限时限量，每天两次。

把饮料纳入一周的饮水安排中。宝宝运动后和参加节庆宴会时给宝宝喝饮料是不错的选择。

把零食纳入一周外出食品中。把零食安排在旅游食品、野餐食品、聚会食品中会给宝宝带来更多欢乐。

第四，尽量自己做，大部分不健康食品都是已经加工好的现成食品。

尽量挑选同类食品中最健康的，如经常用土豆泥代替炸薯条，用纯薯片代替混合粉炸出来的各种片，用真空纯肉肠代替各种油炸淀粉肠，用无油膨化食品代替油炸膨化食品，用纯奶雪糕代替水果味雪糕，用纯酸奶代替果味酸奶，用纯果汁、豆浆代替果味饮料，用正规运动饮料、凉茶代替甜饮料，用纯水果干代替高糖高盐话梅，还有红枣、坚果、牛肉干等等相对健康的零食。

6. 有效洗手

手会把病菌从一个地方传到另一个地方，从某一物品传到另一物品上。不但在给宝宝制作饭菜和喂食前有效洗手非常重要，平时也很

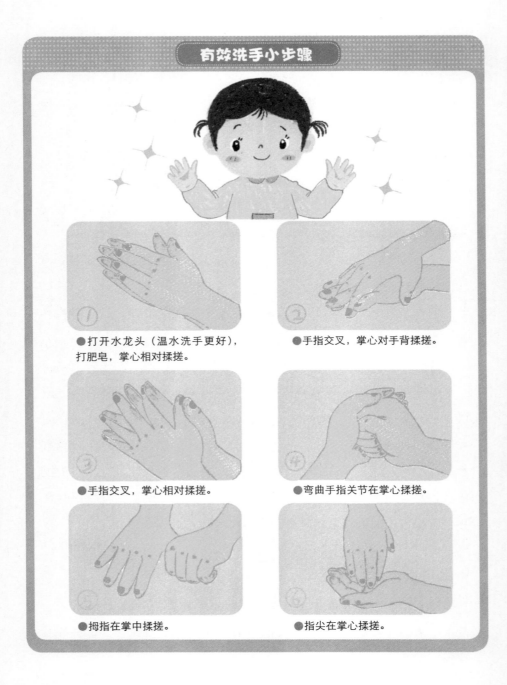

有效洗手小步骤

● 打开水龙头（温水洗手更好），打肥皂，掌心相对揉搓。

● 手指交叉，掌心对手背揉搓。

● 手指交叉，掌心相对揉搓。

● 弯曲手指关节在掌心揉搓。

● 拇指在掌中揉搓。

● 指尖在掌心揉搓。

重要。比如，给宝宝清洁臀部和换尿布前后、如厕前后、擤鼻涕后、打喷嚏时用手捂嘴后、接触宠物后等，都要认真洗手。

同样是洗手，有效洗手和无效洗手结果不同，无效洗手，即便洗手了，手上仍然有携带病菌的可能。

7. 清洁厨具，生熟分开，少吃生食，妥善保存食物

病菌广泛存在于泥土、水、动物和人体中，抹布、案板等厨具可携带病菌，接触食物后食物被污染，导致食源性疾病。抹布上很容易滋生病菌，使用前先清洗，使用后彻底清洗晾干。不建议选用海绵抹布。

做饭前，把厨具和餐具用热水冲洗一下。切完一种食物，把案板洗干净后再切另一种食物，以免食物被交叉污染。生食案板和熟食案板要分开，不能混合使用。切生肉和海鲜后，一定要把案板清洁干净，最好用开水烫一下或用消毒剂消毒，再用清水冲洗后自然晾干。

食物加热到70℃以上，几乎可杀灭绝大多数食物中的病菌和寄生物。禽畜肉、蛋、海鲜类食物需彻底熟透才能给宝宝吃，不让宝宝吃生的海产品、几分熟的烤牛排和半生半熟的肉蛋食物，如涮火锅等。

不建议给宝宝吃剩菜剩饭，如果做不到每顿都做新的饭菜，至少要做到事先把饭菜盛到一个干净的容器中，待冷却后（常温下不能超过2小时，最好冷却后立即放到冰箱中），盖紧盖子或放到密封盒中放入冰箱，冷藏室可放置3天，最好不超过24小时，冷冻室可放置一周，最好不超过3天。不能在常温下解冻，要先移到冷藏室，

食物在冰箱里冷藏的时间	
食品	冷藏时间（天）
牛肉	1~2
鸡肉	2~3
肉排	2~3
鱼类	1~2
鱼肠	2~3
鲜蛋	30~60
熟蛋	6~7
牛奶	5~6
酸奶	5~7
罐头食品	360
咖啡	14
苹果	7~12
柑橘	7
西红柿	1~2
瓜类	7
菠菜	3~5
胡萝卜	7~14

食物在冰箱里冷冻的时间	
食品	冷冻时间（天）
牛肉	90
鸡肉	360
肉排	270
鱼类	80~180
鱼肠	60

解冻后彻底加热（70℃以上）才能食用。

不建议用微波炉加热食物，以免食物冷热不均，一是有可能烫到宝宝，二是食物中有未被杀灭的病菌。建议用蒸锅蒸或在炒菜锅中煮。解冻过的食物，要立即加热后食用，无论生熟，都不建议二次食用。

新鲜水果和蔬菜是微生物和化学物污染的重要来源，烹饪前一定要清洗干净，而且要用清洁干净的水清洗。给宝宝挑选新鲜卫生的食物，避免食物上有受损和腐烂的地方，哪怕一小点。

购买成品和半成品等加工食品时，食品安全更加重要。购买存放在非危险温度范围（5℃～60℃为危险范围）内的即食、熟食和易腐败食品时，并注意食物的保质期。决不可食用超过保质期的食物。

8. 避免苍蝇、蟑螂、蚂蚁、宠物及分泌物接触食物

无论是生食还是熟食，都要妥善保管，不要让苍蝇、蟑螂、蚂蚁、老鼠、猫狗等宠物及分泌物污染食物。剩菜剩饭容易导致食源性疾病，尤其是夏季，不要给宝宝吃剩菜剩饭。如果一次做两三顿的食物，一定要在食用前分开密封储存在冰箱冷藏（24小时内食用）或冷冻室内。冷冻室拿出的食物要先放在冷藏室中解冻，再加热后食用。一旦有苍蝇落在食物上，或怀疑食物被蟑螂、蚂蚁、老鼠或宠物污染，就要弃掉。

保持家里清洁。厨房是最需要清洁的地方，要定期给厨房和厨具做大扫除，包括各个角落和各种厨具。让病菌无处可藏。不让害虫滋生，一旦发现要及时采取措施，如使用灭蟑和灭蝇药。如安装防臭地漏可防止害虫顺下水道爬入居室。发现外墙有裂缝或小孔要及时修补。如果空调管道口没密封好的话，也可成为蟑螂通道，及时密封。

第五章

宝宝用品安全

　　婴幼儿用品种类繁多，让人眼花缭乱，家长们常常不知道应该如何选购。其实，在给宝宝选择用品时，最最重要的原则是购买安全的产品和安全地使用产品。

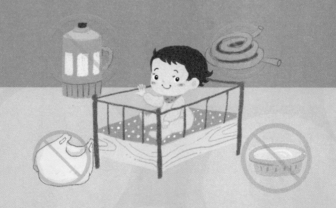

1. 如何给宝宝选择安全的儿童产品

❖ 并非所有儿童用品都是安全的

宝宝尚未出生，爸爸妈妈和隔辈人就开始为未曾见面的宝宝精细布置房间，购置用品，婴儿床、婴儿车、婴儿摇篮、汽车座椅、全套洗浴用品，还有宝宝服、尿裤、寝具，一样都不能少。面对琳琅满目的宝宝用品，着实给准爸爸妈妈出了无数难题。

什么样式的好？床要买什么材质的？婴儿车买什么牌子的？汽车座椅是买国外进口的，还是国产的呢？选洗浴用品要着重看哪几个方面？宝宝服是连体好，还是分身的好？选一次性纸尿裤，还是使用尿布？宝宝被褥充填物是选择纯棉的还是丝绵抑或航空棉？其实，在给宝宝选择用品时，最最重要的原则是购买安全的产品和安全地使用产品。

谈到儿童用品安全问题，我恳切希望父母明白，并非所有的儿童产品都是安全的，无论是高档的还是普通的，无论是进口的还是国产的。尽管儿童产品设计者和制造商在设计产品和生产时努力让进入市场的产品优质和安全，但是仍然难以保证销售出的产品完全不存在安全问题。有时，一些安全问题在使用过程中才随之出现。

主动收集或寻找产品安全信息，如全球儿童安全组织的网站（http://www.safekidschina.org/）上向家长提供的儿童伤害预防信息，以及最新的产品召回信息。拥有安全防范意识是一种生活态度，是宝宝获得安全活动空间的保证。

❖ 产品的安全使用非常重要

除了产品本身可能存在的安全隐患，安全使用产品也非常重要。

郑大夫小课堂
婴儿安抚奶嘴安全

每次使用奶嘴之前，请检查一下，使劲拔奶嘴，并用力拉把手和环，保证产品不会在压力下损坏断裂。如果奶嘴有磨损、损坏或裂痕，请立即丢弃。长时间使用的奶嘴变薄易损坏，应定期购买新的奶嘴，弃掉旧奶嘴。不要日晒奶嘴以免橡胶老化，宝宝使用时破损误吸。婴儿有乳牙萌出后，请不要给宝宝使用安抚奶嘴，因为咀嚼奶嘴可能会导致奶头撕裂，存在呛噎窒息风险。

即使产品是安全的，如果使用不当，也会出现安全问题，甚至给宝宝带来伤害。再简单的产品，使用前也要阅读产品使用说明书，严格按照说明要求去做，牢记产品说明书中列出的危险警告，切莫心存侥幸。"不可能发生"的想法要不得。比如：拉起婴儿床的活动栏杆时，一定要保证床栏不会突然滑落下来。经常检查儿童玩具上的零部件是否松动。

现在有很多渠道销售儿童产品，包括自媒体和个人网店，购买时一定要谨慎。

❖ 站在宝宝角度思考安全问题及选择安全产品

保障儿童安全的方法之一，是站在宝宝角度考虑安全问题。趴在地上，蹲下身体，以宝宝高度巡视周围环境，找到潜在安全风险，比如，可能磕到头部的家具的尖角、可以打开的抽屉中的剪刀、会刺破皮肤的木质上的毛刺、可能卡住手指或头部的家具间的缝隙……幼儿充满了好奇心和探索精神，活力四射，不知疲倦，什么都想尝试一下，能力超乎您的想象。父母需要做的是给宝宝创造安全的活动空间，而非束缚宝宝手脚，阻碍宝宝发展。

随着宝宝的成长，活动范围更大，对周围的环境越发感兴趣，危险因素也随之增大。因此，父母要提前做好安全防范，而非事后诸葛亮。或许今天还在地板上爬行的宝宝，明天就可能爬到家具上了，增加了从家具上跌落下来或把家具弄倒的风险。最好的安全保障就是父母的安全监护，不要让宝宝离开您的视线，要时刻警觉，宝宝在哪里？他在做什么？

❖ 如何为宝宝选择安全产品

选择适合宝宝年龄体重和身高的儿童产品。

选择国家安全机构所列的儿童安全产品。

按照说明书安装和使用儿童产品。

让宝宝始终在您可以看见和可以触摸到的范围内。

随时检查儿童用品是否处于安全状况，确保门窗闩和门锁及刹车正常工作。

确保宝宝的玩具不存在可能造成呛噎、窒息的零部件和破碎纺织物。

确保给宝宝使用的产品不会卡住宝宝，并且确保不存在使宝宝摔落的缝隙。

及时丢弃不可修复的已损坏的儿童用品。

将有潜在安全风险的产品放置到儿童无法接触到的地方。

添置儿童安全锁、锋利边角和电源插座保护罩等安全设备。

所有对宝宝具有潜在危险的物品，必须放置在儿童接触不到的地方。

准备急救药箱并学会使用。

❖ 关于二手婴幼儿用品

认真检查转赠、传承二手产品的安全性。尽管赠予的物品是崭新的，或是其他宝宝曾经安全使用过的，也要视为二手产品。不要购买、借用或接收没有安全强制标签和安全装置的二手产品，让宝宝免受伤害。

从以下几方面排查安全隐患：

有无详细的产品说明书、保修记录、安全强制标签和应有的安全装置？

有没有零部件丢失或露出尖锐的菱角或木刺，有扎到宝宝的可能？

有无接口裂缝或螺丝松动、有卡住宝宝手指的可能？

有无改装或非技术人员不正确的修理？

电动产品打开后有无异常声响或漏电的可能？

2. 儿童家具、寝具、推车等用品安全

❖ 儿童家具

儿童家具的设计是为了给宝宝睡觉休息和玩耍用的。但是，家具也可能给宝宝带来危险。据澳大利亚媒体（the Better Health Channel）最新的报道：约有20%的婴幼儿伤害与婴幼儿的家具有关。给宝宝营造安全的家庭环境是父母的责任和义务。父母需要更细心，把宝宝因家具受伤的可能性降低到最小。比如，安装宝宝不易打开的抽屉锁；把有尖角的家具包上保护垫；冰箱、马桶、微波炉安装门锁；把电源插座安上防护套；购买有安全防护网的电风扇；家具安放得是否稳定，

有无被拽翻或推倒的可能；家具小部件会不会脱落，是否存在脱落的小部件被宝宝吞噬，引发气管异物的危险；家具上有无会勒颈的绳索或栏杆；

❖ 婴儿床安全

仔细阅读安装使用说明书，牢记安全警示。婴儿床要远离窗户、窗帘拉绳、家用电器等有安全风险的地方。宝宝能独坐后，如果床板可调节，请调至最低点。如果床腿有脚轮，要使用刹车装置固定好。

如果您的两根手指可以插入床垫和婴儿床侧面栅栏间的缝隙中，宝宝的脑袋也可能会卡在那里。所以，床垫和婴儿床侧面的栅栏不要有缝隙。检查婴儿床的稳固性，如螺丝有无松动？婴儿床使用的所有油漆都应该是无毒的。

婴儿床的栅栏板条间的距离应该小于6厘米，以免婴儿的头部卡在板条之间。活动围栏上是否有可靠的安全插销？要防止宝宝摇晃围栏时发生意外，要警惕大孩子出于好奇而拉开活动的围栏插销。不建议购买有活动围栏的婴儿床。

建议您用手指（食指往往最为敏感）放在物品上细细滑动，触摸物品表面是否有眼睛看不见的粗糙，触摸婴儿可能会接触到的每一个部位。婴儿床内不要放置任何物品。婴儿不能自己较长时间抬头之前，不能在床内放置枕头和毛毯，以免发生窒息。

❖ 双层床

不建议让9岁以下儿童睡在双层床的上铺，坚决不允许6岁以下儿童睡在双层床的上铺。这是因为，高处跌落摔伤是导致儿童伤害的常见原因，如果宝宝的头部或颈部被双层床周围空隙卡住，或宝宝身上的衣物被床上部件挂住时，宝宝可能会受伤，甚至窒息。无论多大年龄，绝不可让宝宝们在双层床上蹦跳玩耍。

双层床要放置在安全地方，远离窗户、壁橱、衣橱和陈列柜等可以攀爬的地方，远离天花板风扇2米以上的位置。要保证双层床没有任何质量问题，上铺安有安全防护栏，保证宝宝不会从上铺滚落下来。如果宝宝还未达到睡上铺的年龄，请把梯子移除，避免宝宝爬到上铺，如果是与床一体的梯子，请把梯子封起来，保证宝宝不能爬到上铺。

❖ 婴儿摇床安全

使用婴儿摇床时，一定要放置在安全地方，摇床中不要放置任何物品包括枕头被褥和玩具。婴儿一旦会翻身，就不要再使用婴儿摇床了。

❖ 婴儿摇摇椅安全

把摇摇椅放置在平整地面上，不要放在床、桌子等高处，远离潜在危险物。把婴儿放在婴儿摇摇椅中时一定确保始终系好安全带。婴儿能翻身后，就不要再把宝宝放在摇摇椅中了。千万不要让宝宝在摇摇椅中睡觉。

❖ 高脚餐椅安全

把宝宝放在高脚餐椅上后，要立刻系好5点式安全带。宝宝在高脚餐椅上时，您一定要在宝宝身边，切莫让宝宝独自留在椅子中。不要让宝宝站在椅子上。

❖ 窗帘拉绳安全

保证宝宝够不到窗帘拉绳。保证窗帘安装结实不会被宝宝拽下来。不要将婴儿床、成人床、椅子等宝宝可攀登上去的地方设置拉绳。切莫将宝宝独自一人留在可接触拉绳的房间。

❖ 婴儿手推车安全

如何选择合适安全的婴儿手推车呢?

首先记住,购买儿童用品,要以宝宝的安全为出发点。购买前,先推着手推车在商店里走上一圈,看看推起来是否舒适。同时也请快速地行走一遍,看看你的脚会不会碰到车轮。

推车的底座应当宽大,座椅较低,当你轻轻按手把的时候,推车不会向后倒,车身的稳定性十分重要,在倾斜的路面上行进时仍然能够保持稳定。

检查手推车内安全带是否牢固,最安全的是T型扣,婴儿需要长时间在车里,最好选择5点式安全带的婴儿手推车,当宝宝坐在车里时,能够正好固定住宝宝并有一个自动锁定装置,防止在使用中推车意外或突然滑动倒下。只要宝宝在婴儿车里,就要使用安全带。

检查是否有容易夹到宝宝手指,或引起宝宝窒息危险的部件。确认没有裸露在外的线圈弹簧,以免夹到或伤害宝宝。

检查手推车的各个部件是否牢固,比如螺丝是否有松动,车轮上的刹车装置是否灵活有效,车轮是否灵活完好,特别是在转弯的时候推车是否平稳。

检查手推车的收合装置是否完好,以免因收合装置的失效而突然折收,夹伤宝宝。

检查婴儿手推车的所有附件,比如储物袋、饮料架、车身上方的遮盖罩是否完好,以免因这些物件出现问题而伤害到宝宝。

当你用单手推手推车时,请保持推车直线行进,不要抬起前轮单独使用后轮推行。

不要在婴儿车中放枕头，也不要在婴儿车中垫毛毯或小褥子。不要把任何有绳带的包挂在手把上，宝宝容易因为玩这些吊绳，引起吊绳绕颈窒息。

手推车有一定的载重量，如果宝宝的重量已经超过手推车的规定，请停止使用并重新购买。

折叠或打开手推车时，让宝宝远离手推车，以免伤害到宝宝。特别是不要让宝宝碰手推车，以免挤压到宝宝的手指。

当宝宝在婴儿车中时，您一定要在宝宝身边。把婴儿车停放在某处时，要拉上脚刹车或采取其他防范措施，确保婴儿车不会滑行到危险地方。婴儿坐在婴儿车中时，一定要系好安全带。防止大孩子攀爬到婴儿车上或推走婴儿车。不要让宝宝独自在婴儿车中睡觉。

❖ 婴儿学步车安全

不建议给宝宝使用学步车，学步车不能让宝宝学会走路，反而会阻碍宝宝练习行走。把宝宝放在学步车里没有人照看时，有发生意外事故的危险。所以，把宝宝放在学步车中时，一定要让宝宝在你的视线内并在伸手可触及的距离内。

如果把宝宝放在学步车中，时间不要超过15分钟。必须保证地面光滑平整，没有坡度和障碍物。宝宝在学步车中时，一定要确保通向楼梯口、台阶、厨房、火源等有潜在危险的地方放置了隔离栏或已经上了门闩。

❖ 儿童安全座椅安全

7岁以下儿童乘车一定要坐在儿童安全座椅上并系好安全带。

保证儿童安全座椅适合宝宝的年龄、身高和体重。

保证安全座椅是完好无损的。

保证安全带没有松弛或扭曲。

大孩子很有可能会打开安全扣，要时常监督并检查。

3. 儿童服装和玩具安全

❖ 儿童服装安全

童装上的小部件脱落被幼儿吞噬有引发气管异物的危险；服装上的拉带被缠绕到脖子上，有发生窒息事件的可能。比如，幼儿在娱乐场所的活动器械上（如滑梯）因绳索被器械钩住，引发绕颈窒息；儿童在汽车、滑板和脚踏车上因衣服腰部的拉带被钩住而发生严重的伤害。给宝宝选择睡衣时，建议选择贴身且具有低火灾危险的睡衣。

2010年8月，我国出台了《童装绳索和拉带安全要求》、《儿童上衣拉带安全规格》和《提高机械安全性的儿童服装设计和生产实施规范》三项有关童装小零部件安全标准，规定了儿童上衣拉带的安全规格、儿童服装上使用绳索和拉带的安全要求、儿童服装的材料、设计、生产的实施规范。

❖ 儿童玩具安全

玩具是儿童成长中不可缺少的用品。然而，儿童玩具带给宝宝的意外伤害也屡见不鲜。据媒体报道，2008年美国有超过23万例与儿童玩具有关的事件，导致至少19名儿童死亡。造成伤害的主要原因是异物阻塞（玩具小部件和气球等引起），以及滑板等与滑轮有关的用品。

❖为宝宝选购玩具时，需要注意哪些呢?

到正规的商店购买儿童玩具。父母和看护人要时常检查玩具是否有破损，经常上"全球儿童安全组织"或其他相关网络，查找儿童产品安全和召回信息。爆竹不是玩具，不要买给宝宝。不建议给8岁以下儿童购买电动用品，以免发生危险。不建议给3岁以下幼儿购买含有小部件的玩具，以免引起窒息危险。

郑大夫小课堂

对于14岁以下儿童玩耍的玩具，国家有严格的规定（GB6675-2014《玩具安全》国家标准），购买儿童玩具和童车应该选择印有"CCC"安全标识的产品，特别是6岁以下幼儿的玩具时，一定要到正规可靠的店铺购买。在给幼儿任何玩具之前，应该做一次安全检查。

可以从几个方面来检查玩具：

1.玩具说明齐全，要有清晰的制造商或者进口商资料、玩具合格证、符合国家标准的安全标准。

2.不要让幼儿自行拆开或者玩耍包装塑料袋。

3.玩具不含细小物件、锋利的边角、长线、小珠子、易碎或者脱落的部分。

4.玩具发出的声音不会过大、光线不会太强。

5.玩具的涂层不含有害物质、牢固不易脱落。

6.选择适合年龄的玩具，不要把大龄幼儿和低龄幼儿的玩具放在一起，以免低龄幼儿有机会拿到对于他不安全的玩具。

仔细阅读玩具说明书上关于年龄和安全的指示。切莫认为宝宝聪明或能力强，就购买超过宝宝年龄的儿童玩具，年龄的指示主要是从安全角度来考虑的，与宝宝的聪明程度和玩的技巧没有很大关系，请从安全出发来选玩具。仔细检查玩具的小部件是否紧紧连接在主体上，不会被宝宝拽下来。使用电池的玩具，装有电池的电池盒不易被宝宝掀开，把电池取下来，尤其是纽扣型电池，一旦被孩子取出放入嘴里，有发生气管异物的危险。给一岁半以下宝宝购买玩具，最好不购买有绳子和拖线的玩具，以免发生缠绕危险。婴幼儿不适合玩填充玩具，有引发窒息的危险。

　　回到家里，拆下包装，并马上扔掉所有的包装物和包装用的填充物，因为这些物品可能会伤及到宝宝。再次仔细阅读说明书和安全警示，并把说明和发票保留好。

　　把玩具第一次拿给宝宝时，要和宝宝一起玩，并示范怎样安全地玩这个玩具。宝宝自己玩玩具时，您最好在一旁观察一次，发现有无潜在的危险。

　　把玩具放在宝宝可以拿到的地方，不要放在高处，因为宝宝会由于拿不到而攀爬，而引起跌落事件。

　　不同年龄段宝宝玩的玩具是不一样的，当家里有不同年龄的宝宝在一起玩时，要有成人看护。通常情况下，大孩子可以玩小宝宝的玩具，年龄小的孩子不可以玩大孩子的玩具。

4. 抱宝宝辅助用品安全

　　婴儿背带和婴儿吊兜是父母常采用的辅助抱宝宝用品。带宝宝外出游玩或较长时间散步，把宝宝放在吊兜或背带中，要比怀抱宝宝更安全可靠，也不会觉得很累，需要用手做事的时候会方便些。倘若妈妈或爸爸一个人在家带宝宝，希望腾出手来做点什么，可能会用背带或吊兜，不提倡这么做，尤其不能这样到厨房做事。建议宝宝能把头竖立起来以后（4个月以后）再使用吊兜和背带，这样会避免可能的颈部损伤。1岁以下的婴儿一定要使用怀抱式吊兜或背带，以便随时观察到宝宝的安全状况。

❖ 婴儿背带安全

4个月~6个月婴儿，建议使用有支架结构的背带。摔伤、手指卡伤和挤伤是背带可能存在的安全隐患，使用时需加以注意。比如，宝宝头面部附近是否有柔软的护垫保护，不会接触到裸露的金属架；背带是否足够深，能够支撑住宝宝身体尤其是背部，并保证宝宝头部、腿脚和手臂能自由移动；腿部开口大小是否合适，既能防止宝宝滑出背带，腿部又不被摩擦受伤；使用婴儿背带时，一定要始终保持约束带处于正常使用中；当您用背带抱宝宝时，在变换体位或用手做事时，要时刻想到背带里的宝宝，确保您的宝宝没有处在安全风险之中；每次使用背带前，都需要仔细检查背带是否完好无损，比如缝合线是否有开裂？约束带扣锁有无问题？有无丢失或疏松的零部件？包裹的护垫、坐垫或带子有无磨损或裸露金属架？

❖ 婴儿吊兜安全

使用吊兜前要仔细检查是否有损坏或遗失零部件。保持婴儿背部伸直位，确保婴儿的下巴颏往前伸。确保你始终能看到宝宝面部，确保吊带没有压到宝宝。不要把宝宝独自留在吊兜里，倘若您需要离

如何正确使用婴儿背带

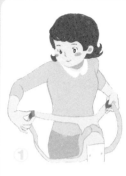

● 在腰后扣紧背带。如不方便，也可以在前面扣紧后再转回腰后。

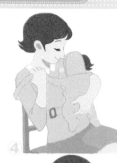

● 用一只手把吊兜的肩带拉到你的肩膀上，另一只手一直承受着婴儿的重量。

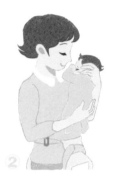

● 直着抱起婴儿，让宝宝靠着你的肩膀，一只手放在宝宝头后。

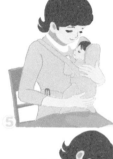

● 当你坐着向前时，婴儿的重量就逐渐落到吊兜上。

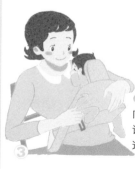

● 坐下并向后倾，向上拉起吊兜，让宝宝的双腿穿过撑开吊兜的洞。

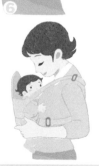

● 当穿着吊兜站立并向前时，一只手放在婴儿的脑后，防止吊兜的支撑力不足以支撑起婴儿的头部。

开，一定把宝宝抱出吊兜。

当发现以下状况时请迅速将宝宝抱出吊兜：

打呼噜、气喘或发出哮鸣音。

缓慢或者快速地呼吸。

皮肤发暗或发青。

哭闹烦躁或来回翻动。

头部旋向一边而非向前伸。

脸部被覆盖住。

背部没有伸直。

5. 儿童运动用品安全

❖ 婴儿跳跃练习器安全

把练习器放在宽敞空间，防止练习器撞击到墙面或其他物体伤及宝宝。保证宝宝被安全束绑在练习器中，检查防护带子，确保袋子在宝宝体重负荷下不会损坏，不会被突然拉断。用柔软物包裹暴露在外的弹簧和链子，防止宝宝的手指被卡伤或被挤伤。过度使用练习器会延误婴幼儿学步，控制在15分钟左右。尽量选择固定不变的游乐中心进行玩耍练习。

❖ 儿童头盔安全

研究显示，头盔可以降低85%的头部伤害。当宝宝开始学轮滑和骑车时，除了给宝宝买一双高质量的轮滑鞋或一辆小车，还要给宝宝配上一个安全头盔。切记！在任何有速度的情况下跌落，伤害一定是很严重的。

❖ 如何购买适合的头盔呢?

头盔的大小尺寸和舒适是十分重要，头盔要戴到头的前额处，刚好在眉毛上。如果头盔戴得太高，就不能很好地保护宝宝的前额了。

头盔的扣带要方便调节，扣带可以绕过耳朵舒适地拉到下颚并扣上，下颚与扣带间可以放入二个手指，扣好后，头盔不会前后或左右移动。

可以给宝宝购买普通的轮滑和骑车用的头盔，专用的运动型头盔安全性能更高。建议您在宝宝头盔内部写上父母的名字和紧急联系电话，以便需要时能够及时找到父母。购买一个亮色的头盔可视度更高。

❖ 游泳用品安全

请父母记住，游泳辅助装置不是安全设备，只是辅助宝宝学习游泳。给宝宝使用前，要确保游泳辅助装置的完整性，未破损漏气。宝宝下水前，确保专业人员不间断保护宝宝，始终能伸手触摸到宝宝。使用符合宝宝年龄体重身高的游泳辅助产品。

第六章

宝宝用药安全

在给宝宝用药时，有很多特殊的严格规定。婴幼儿肝肾功能尚不成熟，肝脏解毒功能较弱，肾脏排毒功能也比较差，因此服用药物时，必须格外注意药物毒性反应。用药前，要仔细阅读药品说明书，注意用药的安全剂量，最大限度避免药物伤害。

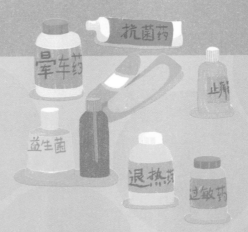

1. 宝宝用药安全要点

　　婴幼儿是特殊人群，在用药方面有严格规定。婴幼儿可以使用的药物有明确划分，一般情况下，成年人可以用的药不能用于婴幼儿。

　　有些父母存在模糊认识，认为婴幼儿就是比成年人体重小，成年人吃的药，只要减量给婴幼儿吃，就行了。这是完全错误的。有些药物婴幼儿和成人都可以用，只是用量有所不同。有些药物只能用于成人，婴幼儿是绝对不能用的。因此，在给宝宝使用药物时，一定要在医生指导下，切不可擅自给宝宝用药。

　　婴幼儿肝肾功能尚不成熟，肝脏解毒功能较弱，肾脏排毒功能也比较差，因此服用药物时，必须格外注意药物毒性反应。婴儿不同于年长儿，儿童不同于成年人，大多数成人用药，都不能用于儿童和婴幼儿，许多儿童用药也不能用于婴幼儿。婴幼儿不是成人的缩影，药物在成人身上的轻微副作用，在婴幼儿身上可能就是毒性反应。

　　儿童不是小大人，机体对药品的反应是完全不同于成人的。儿童用药需要根据年龄、体重和生理状况进行筛选。但是，全球针对儿童开发配方的药品很少，许多药品说明书上写着，用于儿童时请遵照医嘱，就是说这些药品对儿童的疗效还没有被研究证明，没有得到许可用于儿童。

　　理想的儿童药品是，有明确的疗效和较小的副作用；适合儿童年龄、体重和生理状况；可变化的固体口服剂型，可以融化在不同液体中或喷洒在食品上，服用方便，可以一下服用。

　　尽管医生和药剂师已经简单交代了服药方法，回到家后，在给宝宝服用药物前，仍然要仔细阅读药品说明书，充分了解用药剂量、用药时间、可能出现的药物反应以及其他注意事项。

要知道你给宝宝服用的药物的主要成分是什么？比如，给宝宝服用退热药，你不能只知道药物商品名称是泰诺，还要知道退热成分是对乙酰氨基酚，知道美林退热成分是布洛芬。倘若宝宝有对乙酰氨基酚过敏，那么含有对乙酰氨基酚的药物都不能服用。

如果宝宝需要同时服用两种药，一定要看一看这两种药中有无相同成分或相同作用或者是类似的药物。以免过量服用药物，导致不良结果。

药品会按成人和儿童用药来区分；而儿童用药还按年龄或体重。一定要选针对自己宝宝疾病的儿童用药，并且严格按照说明书上的指示做，不可把同样的成人药减半给宝宝服用。使用药物剂量器可以很好地控制药量。

服药前一定要了解这种药物对您的宝宝有没有禁忌症？是饭前还是空腹服用？能否与食物、饮料、牛奶等同时服用，需不需要忌口？不确定时一定要向医生咨询。

购买时，要检查药品包装是否完好，有没有任何被打开的痕迹或标签不清。回家后，仔细阅读盒内的说明书，再次确定这是你要服用的药。打开包装，检查药瓶有无破损，打开药瓶，检查药品颜色、形状、大小和味道，发现任何异常都不要服用并询问药剂师或医生。一定要把药物放置在宝宝拿不到的地方，即使是儿童用药。

2. 如何阅读药品说明书

所有的药品，包括非处方药都可能带来不可预测的副反应。但是，如果您认真按说明书上的说明做，副反应的概率就会降低。你要仔细阅读并认真地去做。以下就药品说明书中的主要内容讲解：

❖ 成分

主要成分是指药品中起治疗作用的主要成分或活性成分是什么，以及这些成分的含量是多少？ 选择一种药，不是成分越多越好，也不是含量越高越好，含有能治疗疾病的成分足矣，多余的成分对疾病没有治疗作用，很有可能带来不可预测的副作用。辅料是药品制作过程中用来帮助实现味觉、成形或存储等功能的辅助成分。你也需要看一下这些成分，确定不会引起过敏。

❖ 适应症

适应症说的是此药品治疗什么疾病，以及针对什么症状进行治疗。只有出现此药品治疗作用中的一种疾病或症状，才可以选择此药品。

❖ 用法用量

是指需要服用的药物剂量是多少？如每次服用多少，一天服用几次，每次需要间隔多长时间。如何服用？如饭前还是饭后服用，还是空腹或饭中服用。有无需要禁忌的食物。

❖ 注意事项

此药可能出现的副作用和不良反应。患有什么疾病或有什么问题的人不能服用或需慎用。出现什么情况需要咨询医生，发生什么事件必须立即停止使用此药品。

❖ 药物相互作用

两种或两种以上药物同时服用时必须谨慎。如果宝宝正在服用其他药物，与现在要服用的这种药有无不良反应，有无增加毒性的可能。

❖ 其他说明

药理作用、商标、药品规格、存储方法、包装、生产日期、有效期、批准文号、生产厂家等。

3. 儿童用药安全剂量及储存

❖ 安全剂量

过量服用药物是非常危险的！给宝宝喂药时，必须仔细地阅读说明书，用与此药品相匹配的剂量器计量所需药量。不要给宝宝服用有同种有效成分的不同药物。不要因为您的宝宝病情加重而增加剂量。了解服药的时间间隔。不要把成人的药物给宝宝吃。

给宝宝喂药时，不要为了让宝宝接受药物而把药物叫作糖，也不要说药品像糖和冰激凌一样甜。为了避免混淆，切莫更换药品容器，更不能把药放在维生素 C 含片、含糖钙片或糖盒里，把所有的药品放在原来的包装或容器内。如果药品的标签没有或模糊不清，不要猜测是什么药，应立即丢到安全地方。

❖ 服药记录卡

如果宝宝正在服用某种药物，记录下宝宝每日用药情况，这样全家人都可以查阅宝宝是否服用了药物以及服用的剂量，以免漏服或重复服用。

记录卡可以画成表格：包括姓名、年龄及体重、喂药时间、服用剂量、药物名称、药物主要成分和宝宝症状。

❖ 安全储存

上海儿童医学中心的数据显示，因药物中毒而送急诊的病例中，90%以上为儿童误服药品。美国每年有超过60,000名5岁以下的儿童，由于误服或过量服用药物而被送去急救中心治疗。

全球儿童安全组织呼吁，父母要一贯性地将药品存放于安全的地方，即使是儿童用药，纵使宝宝正在服用的药物，且服药间隔很短，也要坚持把药物放在安全的地方，切不可心存侥幸，把药物放在您随手可得的地方，这方便了您，却埋下了宝宝误食药品的隐患。

尽量购买宝宝不易打开包装或容器的药品，并且每次使用完后妥善地放好，远离宝宝。提醒看护者或访客到你家时，将其钱包或背包内的药品密封或者取出放在宝宝拿不到的地方。

❖ 安全清理药物

当药品临近保质期或者不再被需要时要及时清理。该怎么清理呢？扔进垃圾箱，曾发生过被宝宝捡到，当作"糖"吃的事件。扔进马桶，则有可能污染我们的水系统。最好方法就是找到正规的药品回收处，如社区医院或药房的药品回收处。如果找不到社区的药品回收点，可把药品包装上的说明书撕掉，放在一个密封袋中，使儿童或宠物不能轻易打开食用。切勿送给他人！

❖ 旅行用药安全

旅行前或旅行途中或者住在亲友家中时，药物的安全储存也不容忽视。

要将药品储存在儿童不易打开的包装中。

住旅店时把药物放在带有密码的保险箱内。

寄宿别人家中时问主人哪里可以安全储存药物。

无论在哪里，记住永远不要将药物随手一放。

❖ 非处方药和处方药

处方药（Prescription drug）是需要凭借医生处方才能使用的药品。非处方药（OTC）是不需要凭借医生处方即可购买的药品。但是给宝宝使用药物时，即使是非处方药，也要听取医生的建议，严格按照药品说明书服用。要注意处方药中主要成分和非处方药是否有相同的成分。

4. 哺乳期用药安全

哺乳期的妈妈，服用所有药物，药物成分都可能经过血液进入乳汁，从而进入宝宝身体。有些药物成分经母乳传播给婴儿，对婴儿健康有消极影响，这些已成医学定论。更多的药物成分，对宝宝的影响缺乏临床对照，甚至连动物试验也缺乏，尚无定论。因为医学研究的特殊性，许多问题是不能通过人体做试验的，因此很难准确地给出答案。但是，妈妈也不要因为担心药物对宝宝的影响，拒绝治疗必须用药物治疗的疾病，妈妈没了健康，如何能保证母乳喂养呢？

药物在血中的浓度称为血药浓度，妈妈乳腺组织与血液之间有一道屏障，能够阻止药物进入乳汁。因此，绝大多数的药物在乳汁中的浓度都很小。通常，母乳中的药物含量很少超过母体用药剂量的2%，而这2%也仅有一小部分被乳儿吸收，一般情况下，不至于对乳儿造成明显的危害。如果药品说明书中没有明确指出哺乳期不能服用，那

处方药和非处方药

处方药

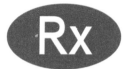

需要凭借医生处方才能使用的药品

甲类非处方药

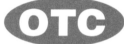

须在药店由执业药师指导下购买和使用

乙类非处方药

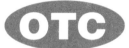

除可在药店出售处，还可在经食品药品监管部门
批准的超市、宾馆、百货商店等处销售

说明书

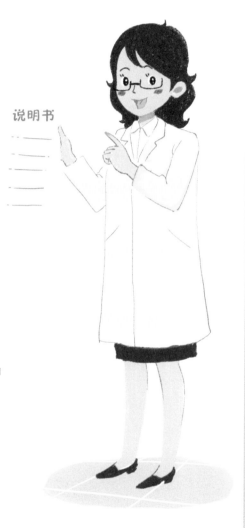

么妈妈在服用药物期间就不需要停喂母乳。

❖ 哺乳期妈妈用药原则

用药应具有充分的指征，尽量少用药。

尽量选用进入乳汁少、对乳儿影响小、对乳母疗效高的药物。

调整服药与哺乳时间，请医生根据药物的半衰期来调整药物与哺乳的最佳间隔时间，避开药物浓度高峰期。

妈妈服用可能对宝宝有不良影响的药物时，可通过检查乳汁中药物浓度，监测宝宝的血药浓度。

5. 最大限度避免药物伤害

医学的目的是让宝宝在产生抵御疾病抗体的同时，别让身体受到伤害，保护被感染的脏器。如果把医药作为强烈干预手段，来对付宝宝的疾病，宝宝的身体非但不会强壮起来，相反可能会变得越发脆弱，受不得一点风雨。如果不是救命，不是避免残疾和后遗症，在为宝宝选择治疗方案时，医疗的原则是：最大限度地减少医疗带给宝宝的毒副作用，也就是医源性损伤。衡量一个医生医术的高低，不但要看他是否治好了病，还要看他是否规避了由治疗带来的毒副作用，是否保护好幼儿身体这台崭新的小机器。

婴儿从母体中获得的抵御疾病的抗体，一直保护着宝宝。直到宝宝6个月以后，来自妈妈的抗体用完了，宝宝开始靠自己的健康成长，获得抗体，通过自己的努力，迎接大自然的挑战。宝宝不可避免地要面对病毒、细菌等多种微生物，并以此产生对致病微生物的抵御能力，这也是宝宝被动免疫能力的产生过程。接种疫苗是宝宝主动免

郑大夫小课堂
常规消毒流程

在宝宝输液部位的下方，铺一块无菌巾，护士在操作车上的消毒盆中洗手并擦干。首先用碘酒消毒，以穿刺部位为中心，向外逐渐扩大消毒面积，一般需要3厘米×3厘米的范围。然后用酒精脱碘，也是从穿刺部位的中心向外周扩延。取下输液针上的套管，进行穿刺。如果是穿刺头部血管，有头发的地方必须用刮刀刮干净。有的婴儿头部有湿疹结痂，也有的婴儿头部有奶痂，输液时应尽量避开。如果必须在此部位，应该先用甘油浸泡，待痂软后，轻轻去掉，再进行消毒。

静脉输液的部位，如果针眼发红，那是针眼感染造成的，应该用碘酒、酒精进行消毒。再次输液时，要避开这个部位。发红的针眼在炎症消退期会发痒，不要让宝宝用手挠抓。要用碘酒、酒精消毒止痒。

导致静脉炎症。如果液体中药物浓度过高，有刺激强的药物，或者输液速度过快，输液部位血管可能会发红，触摸时疼痛，这可能是发生了静脉炎。如果不严重，过一段时间会好转；如果比较严重，很长时间都不能恢复，疼痛消失了，但静脉会很显露。与其他部位相比，静脉增粗，静脉表面不光滑，疙疙瘩瘩的，这就是静脉炎的结果。

疫能力的产生过程。医学再发达，也不可能通过主动免疫，接种所有可能致病的微生物疫苗。在被动免疫能力产生的过程中，宝宝常会有轻微疾病产生，这是正常的，在所难免。为了获得健康，就要练就不怕病菌侵袭的身体。这是生命的规律、成长的代价。

治病与致病有时只是一张纸，捅破了，可能会由治病而导致另一疾病的发生。在自疗盛行的今天，更应引起人们的警惕，防患于未然。药物不是时装，不能求贵求新，选用经过较长时间临床应用，证明是安全有效的，不会造成药源性疾病的药物。用药前，除了针对疾病适应症外，不可忽视药物的副作用，不能只注重疗效，忽视药物的副作用。

❖ 静脉输液可能带来的伤害

加重患儿肝肾负担。输液时往往用药量较大，加重了婴幼儿肝肾负担；婴儿肝肾发育尚不完善，解毒功能较弱，很容易受到药物的损害。如果输液又不是病情必需，那这种损害就太不值得了。

增加感染的机会。输液就意味着血管与外界相通了，操作过程不规范，增加了感染的机会。护士是比较重视输液局部消毒的。如果护士在输液时，没有按照常规进行消毒，父母有权力向护士提出质疑，并请求护士暂时停止输液，经过正规消毒后再进行。

❖ 输液过程中应注意的事项

输液速度不要太快。如果是刺激性的药物，输液局部发红，宝宝痛得哭闹不止，要及时找护士和医生处理，或把速度放慢，或稀释液体浓度，以减小对静脉的刺激。

扎完针后，患儿多能安静下来，有的还可安然入睡。如果患儿在整个输液过程中都哭闹不止，就应该考虑是否因输液不当所致，输液速度过快、液体量过多等问题要及时向护士、医生反映，及时处理。

患有胃肠道疾病的患儿输液中呕吐，很容易认为这是胃肠道疾病本身的症状。实际上，如果输液过多或液体浓度不适宜，也可引起患儿呕吐。

静脉输液时，药物或液体中可能存在某种致热原。药物、液体或在配液时有任何微弱污染物质进入药液，都可能作为致热原进入患儿体内，引起输液反应。输液反应在程度上有轻有重，轻者，停止输液后，反应就会消失，有的需要使用抗过敏药物；重者可危及宝宝的生命。

输液反应的最初症状是冷感。这种感觉只有年长儿和成人才能体会到，婴儿即使有这种感觉，也不会表达。冷感过后是寒战，输液反应的寒战是比较明显的，患者会发生无法控制的颤抖，牙齿咬得咯咯响，身体蜷缩到一起，四肢紧紧抱着躯干，不停地颤抖，盖几层被子也不能使寒战缓解。一旦不颤抖了，就开始发热，体温可高达39℃~40℃，这时患者开始燥热，把身上的被子都拿掉也不行。

婴儿缺乏这些典型的输液反应，多是表现为面色、口唇青紫，皮肤发花，反应差，由高热而发生惊厥。如果不能及时发现输液反应，有致热源的液体一直往宝宝体内输注，宝宝会由于颤抖而发生喉头痉挛，这是很危险的。

输液反应多发生在输液后的10分钟~20分钟内。父母应该密切观察宝宝，不能护士把液输上了，妈妈就以为万事大吉了，不是搂着宝宝睡觉，就是和同室的患儿妈妈聊天。医生护士不会站在宝宝跟前看着，也不能依靠医生护士巡视，一刻不离宝宝的只有父母。

当宝宝输液时，父母一定要目不转睛地看着宝宝，同时兼顾着输液瓶里的液体和滴数。也要观察，扎针的部位是否鼓包了，是否有渗液。一旦怀疑有输液反应，应该及时把护士、医生叫到宝宝身边，及时处理。

输液时，也有发生药物热的可能。引起药物热最常见的药物就是抗生素，而发热时，多认为是有细菌感染，又不敢停用抗生素，所以抗生素引起的药物热，就容易被拖延了。如果医生能想到这个问题，果断地把抗生素停掉，宝宝的体温可能就会慢慢降下来了。

❖ 肌肉注射可能带来的伤害

肌注是临床治疗的一种手段，主要是臀部肌注，防疫针多注射在上臂三角肌处。在接受肌肉注射之后，要注意观察宝宝的情况，有可能会发生一些不良的反应，爸爸妈妈要及时应对。

放射疼痛。臀部肌肉注射后，婴儿会感到注射局部疼痛、发胀，刚注射完，宝宝往往感觉打针的部位火辣辣地痛，下肢不敢活动。一旦碰到打针的地方，会使疼痛加重。

打针带给婴儿恐惧感。打过一针的婴儿，再次看到护士或医生，即使不打针，也会恐惧。大一点的婴儿，一到医院就开始哭，甚至看到医院的大门，还没有进去，就开始哭。甚至有的婴儿会为此做噩梦，成为"夜哭郎"。

注射部位可能会出现局部包块，还会有腿痛、不能站立或行走受限等影响。有的宝宝，在一次注射后就可能出现上述情况，这是因为一次注射药物过多，或注射了难以吸收的药物，如脂溶性维生素 D 或维生素 A，注射部位会出现硬块（没能吸收的药物刺激周围组织形成的包块），按压包块时婴儿会因疼痛而哭闹。

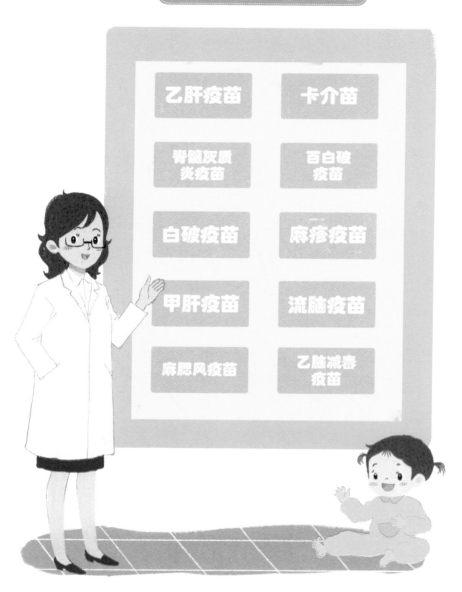

宝宝六岁前必须要打的疫苗

乙肝疫苗

卡介苗

脊髓灰质炎疫苗

百白破疫苗

白破疫苗

麻疹疫苗

甲肝疫苗

流脑疫苗

麻腮风疫苗

乙脑减毒疫苗

❖ 疫苗接种反应

带宝宝接种疫苗后，不要马上离开医院，要在接种室外等待30分钟，如果没有异常反应再离开医院。疫苗过敏反应多见于有过敏史的宝宝，常见以下几种类型。

（1）发热

接种疫苗后24小时内出现发热，体温多不超过38.5℃，给宝宝喂水，物理降温，多不需要药物治疗，一两天体温降至正常。如果体温过高或持续发热超过72小时，需带宝宝看医生，排除患病的可能。

（2）红色皮疹

散在或全身皮疹(丘疹、斑丘疹)、荨麻疹为多见，接种后数小时至数天内发生，严重时融合成片。

（3）出血性皮疹少见

有的表现血小板减少、凝血异常，也有血小板正常。有血液病史者接种疫苗后发生的可能性较大。

（4）神经血管性水肿不多见

注射类毒素、抗毒素可溶性抗原后，极少数人发生的一种异常反应，并以反复注射者多见。反应发生在注射后不久，最迟1天~2天发生。常表现为注射局部红肿，皮肤发亮，范围逐渐扩大，严重者可延至肘关节以下及手背。有瘙痒、麻木、肿胀感，有时可伴有过敏性皮疹出现。

（5）休克罕见，发病急

一般在接种数分钟至1小时~2小时发生，初起有头晕、眼花、四肢麻木，有的有荨麻疹、水肿等症状。有的出现喉头水肿、支气管痉挛、肺水肿引起的胸闷、哮喘、心悸、喉头阻塞、呼吸困难等呼吸道症状。严重的有循环衰竭症状，如怕冷、面色苍白或发绀、脉细、心率慢、血压下降等。更严重的有神经系统症状，如抽搐、昏迷等。少数有消化道症状出现，如腹痛、腹泻等。

（6）血清病罕见

这是由抗原–抗体复合物所致的免疫反应，常见的临床表现有发热、皮疹、关节痛、淋巴结肿大等症状，个别有肾小球肾炎所致蛋白尿、管型尿、血尿等。

（7）阿瑟反应罕见

当抗原(疫苗)接种于局部，血液中抗体与接种的抗原形成复合物，出现炎症或组织坏死。

第七章

宝宝急症父母应急措施

宝宝突发急症，首先家长要让自己冷静下来，立即让周围的人通知急救中心，同时判断宝宝的急症类型，马上进行急救处理，并第一时间送往医院。

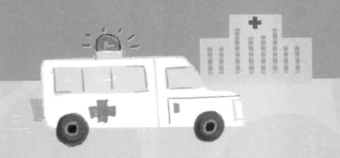

1. 高热和高热惊厥

❖ 高热

发热是一种症状，是某种疾病或某些因素引起的临床表现，父母很容易通过触摸宝宝的皮肤温度发现宝宝是否发热，使用体温计确定宝宝体温高低，即发热程度。引起婴幼儿发热常见原因是急性上呼吸道病毒感染，还有病毒性肠炎和某些细菌及其他病原菌感染性疾病。新生儿体温调节中枢不完善，当环境温度过高或穿盖过厚或液量不足时，也有发热的可能，称为新生儿脱水热，通过降低环境温度、减少穿戴、补充液体，体温可回归正常。

宝宝发热，父母切莫给宝宝增加衣物或被褥，首先要保证液体摄入量，鼓励宝宝多饮水，如果同时伴有吐泻，可补充口服补液盐。其次保持适宜的环境温度（夏季26℃左右，冬季28℃左右），减少衣物和被褥，可用温水给宝宝擦浴或用温湿毛巾裹在宝宝小腿部。值得注意的是，如果宝宝发热伴有寒战、发抖、面色或肢体发白、皮肤发花等情况，非但不宜采取物理降温方法，还要适当保温，但也不能过度保温，以免发生高热惊厥，这种情况下，正确的降温措施是口服退热药，如果宝宝正处于睡眠状态或有呕吐，可使用肛门退热栓剂。

常用退热药有两种，对乙酰氨基酚和布洛芬，根据药品说明书使用，不可擅自增大剂量。如果体温不是太高，但担心宝宝体温陡升，发生高热惊厥，可减少剂量服用。如果宝宝持续高热，对乙酰氨基酚可每隔4~6小时服一次，或布洛芬每隔6~8小时服用一次，两种退热药不可同时服用，也不建议交替服用。不要用酒精、酒、冷水、冰水或冰块给宝宝进行物理降温。如果宝宝超高热，可在头枕部使用冷湿毛巾降温。

❖ 高热惊厥

当体温超过一定高度时，有的宝宝有发生惊厥的可能。所谓高热惊厥即高热所致的惊厥。那么，是否所有宝宝体温超过某一高度时都会发生高热惊厥呢？当然不是。是否出现高热惊厥，有哪些相关因素呢？体温高度，当体温达到40℃左右时，有发生高热惊厥可能；父母年幼时高热惊厥史，倘若父母一方或双方幼时曾发生过高热惊厥，宝宝发生高热惊厥的可能性增大；宝宝个体差异，每个宝宝对高热的耐受性不同，即惊厥阈值大小不同，有的宝宝体温高达41℃时也不会发生高热惊厥，但有的宝宝体温刚超过39℃，即发生惊厥。

❖ 需积极采取降温措施的情况

父母双方或一方幼时曾有高热惊厥史。

宝宝曾发生过高热惊厥。

宝宝有可诱发惊厥的神经系统疾病史。

物理降温无效的持续高热。

发热给宝宝带来极度不适。

儿科急诊常见急症	
<1 岁	2 岁~12 岁
急性上呼吸道感染	急性上呼吸道感染
不明原因的发热	中耳炎和咽鼓管功能失调
中耳炎和咽鼓管功能失调	颜面部开放性伤口
非典型病毒和衣原体感染	皮肤软组织挫伤
非感染性小肠和结肠炎	不明原因的发热

《Pediatric Emergency Medicine》Gary R. Strange，William R. Ahrens，Robert W. Schafermeyer，Robert A.Wiebe

父母直觉或无法承受宝宝发热现状。

高热惊厥多发生在6个月~6岁之间，以1.5岁~3岁多见，常发生在急性上呼吸道病毒感染或其他感染性疾病时，惊厥时的体温常达40℃左右。偶可发生于低钙、低钠、低镁血症、低血糖等代谢性紊乱疾病。还可见于乙脑、流脑、脑膜炎、病毒性脑炎等中枢神经系统感染性疾病，癫痫等神经系统疾病。

郑大夫小课堂

有以下情况需尽快带宝宝看医生：

• 3个月以内婴儿发热。

• 宝宝持续高热，物理措施和药物降温均无效，超过了24小时。

• 发热同时伴有精神萎靡。

• 发生了惊厥。

• 发热同时伴有剧烈哭闹、呕吐、喘憋、犬吠样咳嗽或严重腹泻。

• 父母凭直觉感觉到宝宝此次发热与往常不同，非常担心。

❖ 宝宝发生高热惊厥怎么办？

宝宝发生惊厥时，一定要保持宝宝呼吸道通畅，最好把宝宝平放在床上，头偏向一侧。

保持安静，减少刺激，宝宝惊厥周围人往往乱了手脚，大喊大叫，甚至摇晃宝宝，这是最不可取的。一定要保持镇静。

保持呼吸道通畅，如果正在喂奶或喂饭时，宝宝发生了惊厥，一定要把口腔中的食物清理出来，以免误吸到气管引起窒息。

如发现宝宝停止了呼吸，立即进行人工呼吸。

立即采取有效的降温措施。为避免口服时发生呛噎，退烧药最好

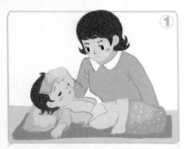

●妈妈们要保持冷静，应迅速把宝宝抱到床上平躺，解开宝宝的衣扣、裤带等，采用物理降温。可以用冷毛巾擦颈部、腋下、大腿根部及四肢等处，帮助降温。

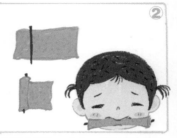

●用手指掐人中穴，将宝宝头偏向一侧，以免痰液吸入气管引起窒息。用裹布的筷子或小木片塞在宝宝的上下牙之间，以免宝宝咬伤舌头并保持通气。

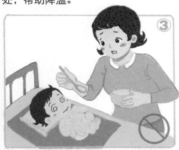

●宝宝惊厥时，不能喂水，进食，以免误入气管发生窒息。

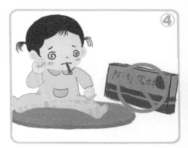

●宝宝体温下降后去除降温措施；处理宝宝发烧时，为避免口服时发生呛噎，退烧药最好使用肛门栓剂。

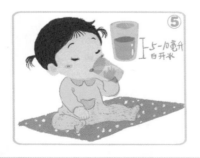

5~10毫升
白开水

●每隔2小时喂宝宝5~10毫升白开水，一般24小时内就可退热。

使用肛门栓剂，如果没有肛门栓剂，必须给口服退热药时，要等到宝宝惊厥停止后再喂药，喂药时，要沿着宝宝面颊，从口角处，用滴管滴入宝宝口腔，切莫用小勺直接灌入宝宝口中，这样很容易发生呛噎。

去医院途中尽量和医院取得联系，争取进入医院后能够立即看到医生，第一时间获得医生的帮助。

途中一定要观察宝宝情况，不要窝着宝宝脖子，保持呼吸道通畅，观察宝宝呼吸情况。不要给宝宝多穿多盖，随时监测宝宝体温，只要超过38.5℃，即刻采取降温措施。

父母不要着急，单纯的高热惊厥是良性过程，不会造成宝宝脑损伤，控制体温是应对高热惊厥的最佳途径。

2. 屏气发作、疼痛、哭闹

❖ 屏气发作

屏气发作是宝宝在剧烈哭闹后突然出现呼吸暂停现象。多发生于6个月~18个月婴幼儿，3岁~4岁减少或消失，7岁以后几乎不再发生，发生率4%~5%。每次发作屏气时间30秒到1分钟不等。通常情况下，宝宝屏气发作时，爸爸妈妈心急如焚，1秒当作10秒，妈妈常常会说宝宝呼吸暂停发作了几分钟，甚至十几分钟了。

屏气发作分青紫型和苍白型。青紫型多见，发作时，颜面部和口唇青紫。苍白型少见，发作时，颜面和口唇发白。屏气发作发生原因不明确，可能与婴幼儿情绪反应有关，是表达愤怒的一种形式。缺铁可使屏气发作程度加重。

❖ 宝宝屏气发作怎么办？

当宝宝第一次发作时，爸爸妈妈要尽可能保持镇静，不要大喊大叫，爸爸妈妈的惊慌失措会使宝宝再次发作屏气，也使下次发作屏气的程度加重，频率增加。

宝宝屏气发作时，不要刺激宝宝，耐心等待，注意保护宝宝舌头，为避免咬伤舌头，可用勺把或筷子包裹上干净的纱布或手帕，插在宝宝上下牙齿之间。保持宝宝头略后仰位，以保持呼吸道通畅。如果口腔内有胃内容物要清理干净。

宝宝第一次发生屏气发作，一定要看医生，排除器质性疾病引起的屏气发作，如癫痫、心律失常、脑干肿瘤等。

屏气发作不会引起严重后果，不会影响宝宝智力发育，爸爸妈妈一定要消除紧张情绪。要给宝宝营造和谐的家庭环境，父母不要总是争吵。认真分析引起宝宝屏气发作的诱因，加以避免。

一旦宝宝有屏气发作的经历，父母都很紧张，不敢让宝宝哭，因此，凡事都小心翼翼，无条件地满足宝宝的要求，过分溺爱宝宝。这样不但不能减少屏气发作，还会使宝宝更加爱哭，发作频率更高。

❖ 疼痛

在宝宝还不会用语言表达疼痛时，父母和看护人多是通过某些表现来揣测。比如，宝宝剧烈哭闹时，父母常猜测宝宝肚子痛；宝宝哭闹并用手拍打头部时，会认为宝宝可能头痛或耳痛，或许患了中耳炎；倘若宝宝拒绝您动他哪里，也会揣测是因为疼痛。父母和看护人每天陪伴宝宝，对宝宝的情况可以说是了如指掌，有丝毫不对劲，都能及时发现，特别是妈妈，一点风吹草动都能瞬间捕获。然而，父母也要知道，宝宝对父母的情绪非常敏感，会因为父母的紧张情绪而不

宝宝大哭谨防肠套叠

肠套叠多发生在2岁以下婴幼儿，有一半病例发生在3个月~9个月婴儿，春季和秋季发病率高。若宝宝有不明原因间歇性大哭的情况，父母要特别留意宝宝是否有肠套叠的典型症状，及时带宝宝去医院。

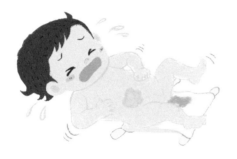

1 腹部有硬块，宝宝拒绝触摸腹部。

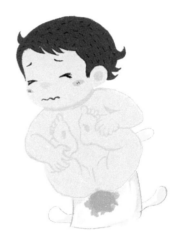

3 红色果酱色大便。

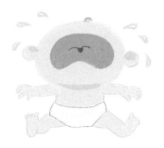

2 间歇性大哭（腹痛所致）。

安。如果宝宝说他哪里痛，做父母的肯定很着急，但要尽力克制自己，安抚宝宝。

❖ 哭闹

宝宝间歇性大哭，谨防肠套叠。肠套叠尽管发病率很低，但因多发生于婴幼儿，不会表述腹痛，主要表现是突发的间歇性哭闹，一阵哭闹过后，安静一会儿，再次哭闹，多同时伴有腹泻、呕吐、面色发白、精神差和拒食等症，果酱样大便（血便）预示着套叠的肠管可能已经出现缺血性坏死。如果您怀疑宝宝有肠套叠的可能，请不要犹豫，及时带宝宝看医生。

肘关节脱位或关节肌肉扭伤后，如果没有皮肤瘀青肿胀或出血等可见损伤，不容易被父母发现，宝宝会因为不能自主活动而哭闹，也会因为父母的被动活动而哭闹，或拒绝父母抱他或牵拉他的手脚，或者在洗澡换衣服时因疼痛而哭闹。倘若出现这些表现，父母要想到外伤特别是肘关节脱位的可能，必要时带宝宝见医生。

3. 呕吐、腹泻

❖ 剧烈呕吐

宝宝发生剧烈呕吐时，父母和看护人平静对待，会极大减轻宝宝恐惧心理。婴儿，尤其是3个月前婴儿发生呕吐时，奶液会从口咽部进入鼻腔，甚至误吸入呼吸道。如果您宝宝在您怀里发生了呕吐，请立即让宝宝采取侧卧，头部要高于身体，不要摇晃和拍背或揉肚子，切莫急于喂水，更不能喂奶，待宝宝停止呕吐，安静状态下，可用滴管从宝宝嘴角向面颊部缓慢滴水，为了预防脱水，可滴口服补液盐3

号，可补充呕吐量的60%，如果喂水也吐，请立即停止喂水。大孩子发生呕吐物误吸的可能性很小，可以让宝宝坐在您的腿上，身体前倾，带呕吐完毕，用温水漱口。询问孩子是否想喝水。婴儿发生呕吐2小时内不要喂奶或喂辅食，大孩子发生呕吐4小时内不要进食，可补充温水和口服补液盐。

宝宝罹患急性胃肠道疾病、急性呼吸道感染，或饮食不当、消化不良等都可伴发呕吐，特别是2岁以下宝宝易发生呕吐。如果偶然发生一两次呕吐，呕吐后宝宝精神、玩耍和吃喝如常，无须担心，也不需特殊处理。如果宝宝出现剧烈而频繁的呕吐，或呕吐同时伴有精神差，高热等其他异常情况，或呕吐物带血，或喷射状呕吐（呕吐物一口喷出很远的距离）请及时带宝宝去医院。

❖ 严重腹泻

引起婴幼儿腹泻的原因有肠道病毒感染，如常见于婴幼儿的轮状病毒肠炎和常见于学龄儿童的诺瓦克病毒胃肠炎；消化不良，如过度喂养或饮食搭配不当；肠道微生态紊乱，如服用抗生素后；细菌性腹泻，如痢疾杆菌或致病性大肠杆菌感染；严重的感染性腹泻，如鼠疫、霍乱等多发生于受灾后或水源被污染的情况下，属严重的传染病，疾病控制中心会迅速采取行动控制疫情发展。

宝宝发生腹泻时，最重要的是补充丢失的水和电解质，频繁小量补充口服补液盐不但可预防脱水，还有减轻腹泻的作用。给宝宝补充口服补液盐时，不要一次喂很多，更不能强喂，要频繁小量补充，可以用喂药器或小勺一点点地喂。如果宝宝腹泻次数多量大，又无法通过口服补充补液盐，要及时带宝宝去医院。

4. 哮喘、喘憋和犬吠样咳嗽引起的呼吸困难

❖ 哮喘、喘息和喘憋

哮喘、喘息和喘憋所表现的均是呼吸困难。有支气管哮喘病史的儿童，父母和看护人已经熟知处理方法，哮喘发作或发生哮喘持续状态时，能及时采取适当措施，多不需要去医院，大孩子甚至自己都能判断何时需要紧急喷入止喘药。但是，发生哮喘持续状态，或这次哮喘发作与过去不太一样，表现得似乎更严重，持续时间更长时，最好去看医生，至少要与医生取得联系。

2岁以下宝宝冬春季有可能遭受呼吸道合胞病毒侵袭，罹患毛细支气管炎（曾被称为喘憋性肺炎）。毛细支气管炎的典型表现是喘憋，表现为呼气性呼吸困难，即宝宝呼气时费力。毛细支气管炎病程1~2周，发病初期可有发热咳嗽，病程7天左右喘憋加重，痰液增加，之后逐渐减轻。主要治疗方法是雾化吸入药物，稀释痰液，易于咳出，给宝宝拍背排痰。如果没有合并症，转

危险回放

北方的国庆节天气已经比较凉了，那一年的国庆少有的凉，几乎可以说是冷。爸妈计划骑着单车带宝宝去玩，可粗心的爸爸妈妈自己穿了秋衣，宝宝却仍然穿着夏季的单衣！而且爸妈在运动中，宝宝坐在单车后的儿童座椅上。当天夜里2点多，妈妈被宝宝的"哮吼"样呼吸音和"犬吠"样咳嗽声惊醒。宝宝得了急性喉炎！

归良好，如果并发细菌感染或合并心衰，需住院治疗。

❖ 犬吠样咳嗽

患了急性喉炎的宝宝常会在半夜睡眠中，突然出现异样呼吸——哮吼，声音嘶哑，咳嗽时像小狗在叫——犬吠样咳嗽，常同时伴有发热。宝宝会因呼吸困难而焦躁不安，甚至哭闹，但声音不像往常那样清脆响亮，而是沙哑低沉的哭声。可出现为吸气性呼吸困难，即宝宝吸气时费力。

急性喉炎多发生在季节交替时，如秋末冬初和晚春时节。6个月以后4岁以前的宝宝易患此症。有的宝宝在发病前毫无征兆，半夜突然出现哮吼、犬吠样咳嗽和发热；有的宝宝会先有两三天的流涕、鼻塞、喷嚏、低热等症状，在某天凌晨才表现出典型的急性喉炎症状。

急性喉炎显著特点：

声音嘶哑，咳如犬吠。

起病突然，昼轻夜重，多伴发热。

春秋和秋冬交替季节多发；易发于婴幼儿。

多为病毒感染所致，病程两三天。

发病时处理：安抚宝宝并紧急带宝宝去医院。

第八章

父母和看护人必须学会心肺复苏—CPR

任何新手爸妈都可能遇到宝宝发生急症。幼儿急症必须急送医院救治，但在去医院前，父母要根据实际情况进行简单处理和急救。因此父母必须了解急救知识和常用急救方法，和时间赛跑，第一时间抢救宝宝生命。

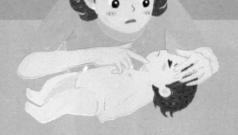

1. 在千钧一发之际，CPR可挽救宝宝生命

急救不仅仅是医生的事，更不仅仅是在医院进行的项目。我们每个人都应该具备急救的基本知识，拥有最基本的急救技术，遇到紧急情况，能够快速地实施急救。急救是一项实用的技巧，只看不练是掌握不了的。

爸爸妈妈和看护人不但要读懂，还要会做。可能的话，尽量参加一个由急救专业机构组织的急救技能普及培训班。一技在身，既能救己，还能救人。因此，爸爸妈妈需要知道如何预防急症发生，学会如何判断急症，对宝宝看护人做同样的培训。

2. 了解宝宝正常生命体征

在任何情况下，当宝宝突然发病、突发意外事故、出现急症或发生意外伤害时，在尚未得到医疗救助、在去医院或急救车到来之前，父母和看护人只要能把握关键时机，合理利

郑大夫小课堂

把家庭电话号码、住址、急救中心电话号码（通常情况下为120或者999）、报警电话（110）、火警电话（119）放在电话机旁醒目地方。

如有熟悉的医生，要把医生电话及这位医生所在医院的电话，放在电话机旁。

离家最近并拥有急救能力的医院、电话、路线清晰记录。熟悉自驾车、出租车、公交车线路。提前熟悉另外一条到达线路，以备在高峰期、堵车、修路等特殊情况下能迅速到达。

把宝宝病历档案放在固定的地方，在紧急情况下很容易拿到。

用现有资源，给予恰当的应急处理，采取恰当的救护措施，将有助于挽救宝宝的生命，防止病情和伤势恶化，减轻宝宝的痛苦。

对于父母和看护人来说，了解儿童急重症知识，掌握急重症院前的救治方法是非常必要的。要及时发现宝宝异常情况，判断宝宝是否处于危急状态，了解宝宝正常生命体征是非常必要的，下面是宝宝呼吸、心率和血压正常范围，您可以打印下来，放在容易拿到的地方，必要时用作参考。

儿童正常呼吸频率	
年龄（岁）	呼吸频率（次／分）
<1	24~38
1~3	22~30
4~6	20~24
7~9	18~24
10~14	16~22
15~18	14~20

儿童正常心率	
年龄（岁）	心率（次／分）
<1	100~160
1~10	70~120
>10	60~100

儿童正常血压	
年龄	收缩压 (mmHg)
0~28 天	>60
1~12 月	>70
1~10 岁	>70+2 年龄（岁）
>10 岁	>90

《Pediatric Emergency Medicine》Gary R. Strange，William R. Ahrens,Robert W. Schafermeyer，Robert A.Wiebe

3. 什么情况下要立即实施心肺复苏——CPR

❖ 什么是心肺复苏（CPR）

心肺复苏（CPR）是人工呼吸和胸部心脏按摩的结合。人工呼吸的目的是把新鲜空气送进肺部，胸部心脏按摩是把氧化血送到全身各个脏器。当突然发生呼吸停止、心脏骤停，短时间内就可以造成人体脏器不可逆转的损伤，情况非常危急，此时心肺复苏（CPR）则是紧急挽救生命的重要方法，因此父母必须学会。一旦发现宝宝发生类似情况，就需要马上实行。同时，立即呼救或拨打急救电话，寻求专业帮助。

❖ 当宝宝处在下面状态，要马上实施心肺复苏（CPR）！

判断宝宝是否有知觉：摇动或拍打宝宝肩膀并大声呼喊宝宝的名字；如果叫不醒宝宝，认为宝宝已经失去知觉，需要立即抢救。

判断宝宝是否有呼吸：把耳朵贴在宝宝嘴上，听呼吸声，并同时观察宝宝胸廓是否有呼吸运动。

虽有呼吸，但呼吸极其困难，或极度微弱，或断断续续。

虽有呼吸，但呼吸困难同时伴口唇青紫。

虽有呼吸，但剧烈喘鸣，几乎近似啸吼。指甲末端青紫，或肢体苍白，或皮肤发花。

倘若宝宝不但没有呼吸，也没有心脏跳动，即没有循环迹象，必须立即实施心肺复苏。

❖ 如何实施心肺复苏？

首先，让宝宝平躺在平坦而硬的地方，如果没有合适的放置地方，可抱着宝宝，让宝宝头向下以保证呼吸道通畅。

如果宝宝是从高处坠落，或不明原因的意识丧失，或不能排除脊椎是否受伤的情况下，在移动宝宝时，一定要注意保护宝宝的脊椎；如果宝宝骨折，注意支撑患处，不擅自将外露或碎裂的骨头还纳入伤口。

因为1岁以内的婴儿和儿童或成人的生理情况不同，所以心肺复苏时的体位、人工呼吸和体外心脏按摩的方法也有所不同，所以我们会分别介绍。

❖ 婴幼儿心肺复苏方法

第1步：用一只手轻轻压住宝宝前额，使头稍往后仰，另一只手的一个手指轻轻托起宝宝下颌以保证呼吸道畅通，检查口腔和咽部是否有异物，如果有异物马上清理干净。

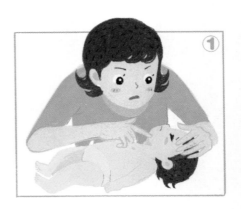

第2步：如果你确定宝宝已经没有呼吸了，马上开始实施人工呼吸。把嘴张开，深吸一口气，施救者用食指和拇指捏住宝宝鼻腔，口包口进行吹气（1岁以下婴儿，将嘴覆盖婴儿的鼻和嘴），连续2次，每1次都要吸进新鲜空气后进行。进行两次人工呼吸，观察宝宝胸部是否有起伏。如果宝宝有生命迹象，每3秒钟进行一次人工呼吸，在救护车到达之前不要停止。如果没有起伏，就需要进行体外心脏按摩。

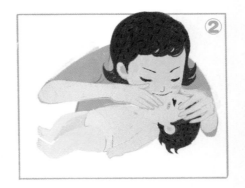

第3步：评估人工呼吸效果，手放在宝宝上臂肱动脉上，如果心率小于60次/分，需要及时进

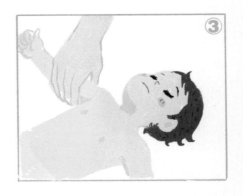

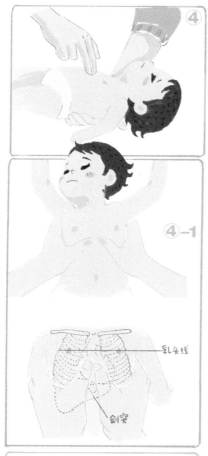

乳头线

剑突

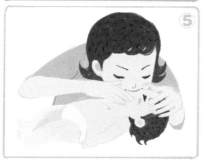

行体外心脏按摩。

第4步：心脏按摩的正确位置：食指中指并拢（大于1岁儿童可用单手掌），放在宝宝胸骨下三分之一处（两乳头连线中点下方），用力向下按压，使胸骨下陷约1.5厘米~2厘米，以每分钟100下的频率给宝宝进行按压，另外一只手放在宝宝颈背下方，头部保持正位，使宝宝颈背下方没有空洞，保证按压力量能到达心脏。

4-1:新生儿和小婴儿可用环抱法进行按摩，即用双手围绕胸部。将指肚放在宝宝的两个乳头之间略向下的位置。要用指肚垂直向下压1.5厘米~2厘米，要保持一定力度，不能急促。

第5步：30次胸外心脏按压后进行两次人工呼吸。循环进行。直到恢复自主呼吸或者急救人员到来。

两次人工呼吸后，检查呼吸和心跳情况。在救护车没有到达前不要停止复苏急救。

第九章

异物伤害

异物伤害在临床工作中很常见，这可不是一件小事情，宝宝的异物伤害一定要避免。预防气管异物是护理宝宝的重点，因为气管异物可危及生命！如果宝宝把异物吞到气管中，也会引起一系列严重问题。宝宝年龄还小，不会表达，鼻腔或耳内异物有时不容易被发现，家长们要随时观察宝宝有无异常举动，及时发现及时处理。

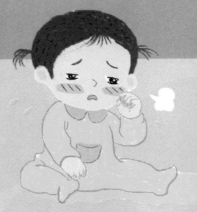

1. 气管异物

父母和看护人并不容易在第一时间内发现宝宝吞食了异物，也常常意识不到宝宝由于异物卡在喉咙或气管内而发生了窒息。在宝宝没出现任何异常情况下，只要你怀疑可能发生了气管异物，不要放松，严密观察，出现异常情况随时实施窒息救助。婴儿窒息最初的表现是烦躁、哭闹和呼吸困难，面色憋得通红，渐渐青紫。发声气管？异物初期，宝宝会咳嗽、喘息或发出高调的（像哨子样的）呼吸音，然后宝宝开始变得安静，不再出声，不再呼吸。

❖ 宝宝可能发生了气管异物，您需要这样做

在家中，任何原因引起的窒息，无论你是否能够确定宝宝发生了气管异物，只要宝宝出现了上述情况，父母和看护人应该立即实施窒息救助，在救治的同时呼叫救护车。发现婴幼儿窒息，不做任何处理，抱着宝宝就往医院跑的做法是极度错误的！这样做的结果是到了医院已经失去救治的机会。

（1）在家中，您应该这样做

如果您不能确定宝宝是否误吞了异物，但你怀疑宝宝可能吞食了异物。首先要冷静地检查宝宝的口腔或者喉咙，即使没有查到异物，宝宝也没有出现窒息的情况，也千万不要放松警惕，立即抱宝宝到医院进行排查！

发现异物在宝宝口腔或喉咙中，千万要冷静，不要盲目去戳，以免再次误吸到气管中，一定要小心取出异物。

如果发现宝宝已经没有了呼吸，立即进行人工呼吸，如果吹不进气，立即行心肺复苏。每次心肺复苏后，都要看一看口腔，异物是否

危险回放

宝宝1岁多，就诊原因是咳嗽20余天不见好转。20多天前，宝宝无明显诱因开始咳嗽。起初一天只咳嗽一两次，但每次宝宝都是连续咳嗽一阵，咳嗽过后一切正常。妈妈自行给宝宝吃咳嗽药，但不见好转。咳嗽加重后，医生诊断气管炎，治疗一周，病情没有明显好转。宝宝咳嗽时轻时重，还有些喘，拍胸部X射线片，提示右侧支气管肺炎。患儿被收入院，接受输液、雾化等治疗，但病情仍不见好转，开始出现刺激性、阵发性、痉挛样咳嗽，肺部阴影扩大。妈妈无比着急，找到了我。

根据我的临床经验，不能排除气管异物后合并肺部感染的可能。在对胸片进行仔细观察后发现，在感染灶下面，似乎有肺不张影像。但无论如何，我也没问出气管异物的病史。

经过一周的抗炎治疗，病情没有丝毫好转。经过多次会诊，与父母交代病情后，同意做气管镜检查。手术结果证实是气管异物，堵在支气管内的是半粒花生米！预防气管异物是护理宝宝的重点，因为气管异物可危及生命！

出来。在异物没有出来，宝宝呼吸没有恢复前，要不间断地进行心肺复苏，直到救护车赶到。

如果家中没有人会实施救治措施，在呼叫救护的同时，把宝宝抱到户外求助，争取在第一时间内得到救助。

（2）从家到医院途中，您应该这样做

途中严密观察，一旦发生窒息立即实施救治措施。

（3）在医院，您应该这样做

如果你已经把宝宝抱到医院，不要等待，直接抱宝宝到急救室，要求医生立即实施救助。

如果你确定宝宝发生了气管异物，但检查没有发现，宝宝也没有发生窒息，如果到医院后宝宝还是好好的，也不能放松警惕，在等待就诊和检查过程中，严密观察，一旦发现呼吸异常，立即停止检查，紧急抱宝宝到急救室。

❖ 气管异物救助步骤

第 1 步：拍击背部 5 次

把宝宝面部朝下放在你的一只胳膊或一条腿上，保持宝宝的头低于身体，用手指支撑宝宝的下巴，用另一只手的根部连续拍击宝宝的背部（两肩胛骨中间部），共5次。检查宝宝的口腔，看是否有异物出来，及时清理干净。

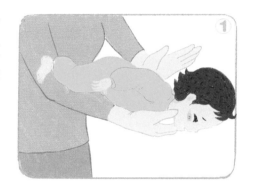

第 2 步：挤压胸部 5 次

如果拍击背部没有成功，就把宝宝翻转过来，保持宝宝头部低于身体。把两个手指放在宝宝胸骨上（两乳头连线中下部），向上按压5次。如果口

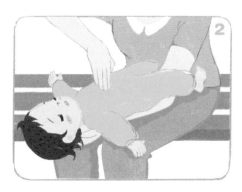

腔中有异物，立即清理。

第3步：重复前两个步骤连续做3次。

并等待急救车的到来，或直接带宝宝去急诊就诊。

❖ **胃部迫挤法**

1岁以上儿童排除气管异物也可用胃部迫挤法即海氏冲击法。

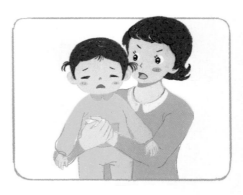

救护者站在病人身侧后，双臂转绕患者腰腹部，一手握拳，用拇指侧顶在心口与肚脐连线的中点，另一手重叠在握拳的手上，向上向内猛烈挤压上腹部，挤压要快而有力，压后放松，反复操作，以驱除异物为止，但应注意不要按压中线两侧。

2. 鼻腔、耳内、眼内异物

在临床工作中，常遇到宝宝把小纸团、花生米、玻璃球、小扣子、果核、小石子、小珠子、笔帽、坚果、豆子等物品塞到耳鼻孔里的病例。曾经有位宝宝，把铅笔插到耳朵中，结果削尖的笔尖断了，扎到宝宝耳膜上。还有位宝宝把一个小纸团塞到鼻孔中，妈妈没有发现，宝宝还不会告诉妈妈他做了什么。小纸团被宝宝塞得比较深，从外鼻孔根本看不到。宝宝出现鼻塞，妈妈以为宝宝感冒了，开始吃感冒药。过一段时间，宝宝开始流黄鼻涕，而且有发臭的味道，看耳鼻喉科医生后才发现宝宝后鼻孔内有异物。宝宝一旦突然打喷嚏、流鼻涕、呛咳、呼吸困难、剧烈哭闹时，要想到有异物的可能。

❖ 发生鼻腔或耳内异物怎么办？

发现宝宝把小东西塞到鼻孔或耳朵中时，千万不要慌张，以免吓到宝宝。

观察小东西部位，判断是否能够用手取出来，如果用手能够取出来是最好的，因为手是最好用的。

如果需要借助工具取出小东西，最好用小镊子。有父母会想到用筷子，但筷子太粗，可能会把小东西顶到深处，夹的力量也不足，很容易在半路脱落。用镊子取物时一定要固定好宝宝的头部，如果宝宝

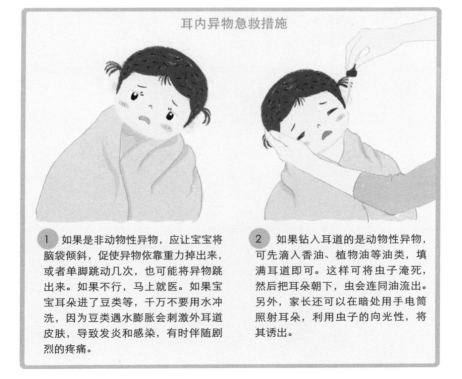

耳内异物急救措施

① 如果是非动物性异物，应让宝宝将脑袋倾斜，促使异物依靠重力掉出来，或者单脚跳动几次，也可能将异物跳出来。如果不行，马上就医。如果宝宝耳朵进了豆类等，千万不要用水冲洗，因为豆类遇水膨胀会刺激外耳道皮肤，导致发炎和感染，有时伴随剧烈的疼痛。

② 如果钻入耳道的是动物性异物，可先滴入香油、植物油等油类，填满耳道即可。这样可将虫子淹死，然后把耳朵朝下，虫会连同油流出。另外，家长还可以在暗处用手电筒照射耳朵，利用虫子的向光性，将其诱出。

挣扎，镊子可能会伤及宝宝或把异物顶得更远。

如果父母没有把握，或宝宝不能配合你的行动，最好带宝宝去医院。由专业医生为宝宝取出异物是比较安全的。

不要擤鼻涕。妈妈可能会尝试着让宝宝像擤鼻涕一样把异物擤出来。这样做不是很好，因为当宝宝知道鼻腔内有异物时，通常会比较紧张，宝宝可能会向里吸鼻涕，结果异物被吸到深部。

❖ 眼内异物

宝宝眼内异物主要是随风刮起的尘埃沙粒或小的飞虫，还有进入

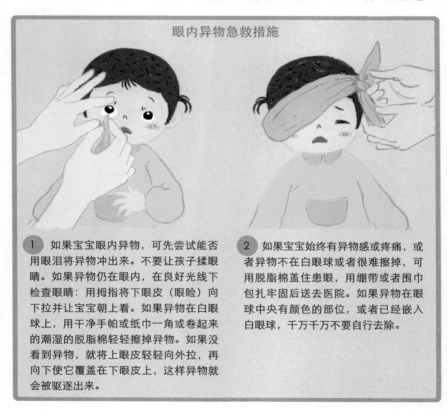

眼内异物急救措施

① 如果宝宝眼内异物，可先尝试能否用眼泪将异物冲出来。不要让孩子揉眼睛。如果异物仍在眼内，在良好光线下检查眼睛：用拇指将下眼皮（眼睑）向下拉并让宝宝朝上看。如果异物在白眼球上，用干净手帕或纸巾一角或卷起来的潮湿的脱脂棉轻轻擦掉异物。如果没看到异物，就将上眼皮轻轻向外拉，再向下使它覆盖在下眼皮上，这样异物就会被驱逐出来。

② 如果宝宝始终有异物感或疼痛，或者异物不在白眼球或者很难擦掉，可用脱脂棉盖住患眼，用绷带或者围巾包扎牢固后送去医院。如果异物在眼球中央有颜色的部位，或者已经嵌入白眼球，千万千万不要自行去除。

到眼内的洗涤液或其他化学物，父母炒菜时溅的热水或热油等。

当宝宝眼内有异物进入时，宝宝第一反应是用手捂住眼睛，用手揉眼，紧接着是哭闹。这时，父母和看护人切莫紧张，更不能惊慌喊叫，让宝宝的手离开眼睛，如果不是酸碱进入眼睛，眼泪会把异物冲出来。如果未能冲出，你可以用拇指轻轻向下拉下眼睑，同时让宝宝眼睛向上看。

如果发现下眼睑或眼球上有异物，用干净的潮湿的纱布或无菌棉签轻轻沾一下，观察异物是否被沾在纱布上。如果没有发现异物，用拇指和食指捏起宝宝上眼睑并向下拉，使其覆盖下眼睑，异物可能会被逐出。如果做了这些，仍然未能解决问题，或者你根本就不能做这些，请及时带宝宝去医院。

第十章

中　毒

　　有毒有害物品会威胁宝宝的健康和安全。家中存放的药物、洗涤液、洁厕灵、清洁剂等物品，如果处置不当，可能被宝宝误服，造成严重的伤害。煤气、燃气、液化气、汽车尾气以及其他有毒有害气体泄漏，都有可能造成宝宝中毒。中毒离宝宝并不遥远，家长要时刻守护在宝宝身边。

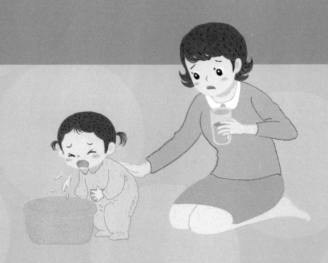

1. 妥善储藏有毒有害物品

不要把有毒有害物品放在宝宝能够拿到的地方。

即使是宝宝使用的药物、护肤品、洗涤液等，也不能让宝宝随便拿到。药品不按照剂量服用，或在不需要服用时服用了，也有中毒的可能。

不要为了哄宝宝吃药，就说药是糖果。

不要把各种洗涤用品放在宝宝能够拿到的地方，即使是清洗食物的，宝宝喝下也不安全。

放置药物或有毒物品的抽屉一定要加锁，保证宝宝不能打开。高处不能阻挡宝宝取物，宝宝会借助其他物品够到东西。

不要把食物与不能食用的物品放在一个储存容器中，也不能把不能食用的物品放在原来曾经放食物的容器中。

煤气开关一定要套上防护罩。

2. 宝宝误食或接触了有害物怎么办？

❖ 误食有害物怎么办？

只要是不能吃的东西被宝宝误食了，就有发生中毒的可能。一经发现，立即与医院或急救中心取得联系；如果你所在城市有毒物控制中心，立即报告。日常要把各中心的电话放在电话机旁，以便随时可以查到。

(1) 导泻

如果病人吃下去的中毒食物时间较长(如超过两小时)，而且精神较好，可采用服用泻药的方式，促使有毒食物排出体外。用大黄、番泻叶煎服或用开水冲服，都能达到导泻的目的。

(2) 催吐

催吐是必要的，但如果是强酸（卫生间清洁剂）、强碱（清洁剂或去污剂），对消化道黏膜有腐蚀作用，就不要催吐，可以让宝宝喝牛奶。用于催吐的药物是吐根糖浆，日常备一瓶，应急时拿起就用。

(3) 解毒

如果是因吃了变质的鱼、虾、蟹等引起的食物中毒，可取食醋100毫升，加水200毫升，稀释后一次服下。此外，还可采用紫苏30克、生甘草10克一次煎服。若是误食了变质的防腐剂或饮料，最好的急救方法是用鲜牛奶或其他含蛋白质的饮料灌服。

知道宝宝吞食了什么是非常重要的，这关系到如何处理以及对预后的判定，不要放过任何可以提供线索的东西，如宝宝呕吐物、穿过的衣服、空瓶子，如果发现宝宝身上有污迹则不要洗去（但对皮肤有伤害的毒物必须立即处理）。记住你发现宝宝吞食毒物的时间及吞食毒物可能的剂量。

❖ 接触了有害化学品怎么办?

有腐蚀作用的化学物品喷洒、滴漏在皮肤上，可导致皮肤中毒。发现宝宝的皮肤接触或喷洒上了有毒化学物质，父母要立即帮宝宝脱去衣服；如果皮肤有烧伤迹象，用冷水持续冲洗10分钟以上。立即给医院或急救中心打电话，不要自行涂抹药膏。

如果有毒物进到宝宝眼睛里，立即用清水冲洗，不要用冷水，这会让宝宝感到非常不舒服，可用比较温暖的水（用手背或手腕内侧试一试不感到烫，也不感到凉），持续冲洗10分钟以上，并同时给急救中心打电话。

❖ 家庭清洁剂安全

建议把清洁剂保存在上锁的橱柜中，至少要确保放在宝宝拿不到的地方。确保宝宝拿不到你使用过的清洁布或海绵，因为上面会有化学残留物，宝宝经常会把东西直接放嘴里。注意清洁产品上的警示标志，比如"有毒"或"易燃"，根据标示安全储存。

名称	用途
纯碱（碳酸钠）又称洗涤碱	曾经是最常见的家居清洁产品。可以清洁厨房工作台面、厨房地板、墙面砖和水槽。
小苏打（碳酸氢钠）	家中有效的清洁产品，可以用来清洁微波炉、烤箱和锅碗瓢盆等餐具。
白醋	是一种很好清洁产品，稀释一倍后，可清洁玻璃窗、瓷砖和镜子。
盐和茶树油	具有消毒性质，是一种温和的消毒剂。
柠檬汁	可用于清洁洗手盆、马桶。
硼砂	是一种天然矿物，易溶于水。可抑制霉菌生长，增加肥皂或洗衣粉的清洗力，去除污渍。

★即使是食用级的清洁剂，对宝宝也会造成严重伤害，如食用碱、小苏打和硼砂。一定要储存到宝宝拿不到的地方。

尽量不使用化学类清洁产品，必须使用时，打开窗户，让化学品尽快挥发，擦掉所有宝宝可能接触到的表面上的残留物。

3. 有毒气体中毒怎么办？

煤气、燃气、液化气、汽车尾气以及其他有毒有害气体泄漏，都有可能造成宝宝中毒。一旦发现，立即将宝宝撤离现场，并通风换气。如果不能马上撤离现场，立即用湿毛巾堵住宝宝口鼻（不要堵得太严，以免宝宝窒息）。不要把宝宝抱高，离地面越近越好，因为气体和烟雾大多是向上走的。

❖ 一氧化碳（煤气）中毒

现在家庭使用煤炉的已经很少了，大多使用天然气或液化气。但是，还有一些城镇的棚户区或乡村使用煤炉做饭或取暖。

（1）发生一氧化碳中毒时会有哪些表现呢？

头晕、头痛、耳鸣、眼花、四肢无力、全身不适、恶心、呕吐，严重的会发生昏睡、呼吸急促、昏迷甚至休克。婴幼儿不会述说这些症状，主要表现为哭闹、烦躁不安、身体软弱无力、皮肤和口唇呈樱桃红色、呼吸浅表急促、精神倦怠嗜睡，严重的甚至出现昏迷惊厥、呼吸心跳停止。

（2）发生一氧化碳中毒怎么办？

一旦发生一氧化碳中毒，立即把宝宝抱到室外，让宝宝呼吸新鲜空气。

要注意保暖，不要让宝宝受冻，如果没来得及穿衣服，要盖被子保暖。

如果宝宝停止呼吸和心跳，请立即进行心肺复苏，直至急救人员到来。

无论中毒轻重，都要呼叫急救车。

如果楼下有社区卫生站并有氧气，在急救车到来前，吸氧是很有必要的。

第十一章

外伤和其他意外伤害

宝宝身心发展还未成熟，不能很好地保护自己，很容易受到外伤和其他意外伤害。家长们要尽早学会不同外伤的处理原则和救助方法，将意外事故的伤害降到最低。

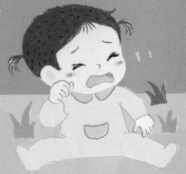

1. 高处跌落摔伤

从高处跌落下来，是需要重点防止的意外事故。随着不断发育，宝宝渐渐不满足看和拿与他在一个水平面的东西了。宝宝会动脑筋，借助各种物体爬到高处，去拿他要拿的东西。宝宝的智力、体力和探索精神让宝宝不断挑战"高地"，意外跌落的隐患就在其中。

2. 割伤和外伤出血

WHO研究显示：割伤和戳伤是较常发生和较多入院的意外伤害的主要原因之一。中国2003年的一份调研显示：儿童在家中被割伤和刺伤占所有意外伤害的第四位。全球儿童安全组织调研发现：66%的家庭中带尖头的用具和

危险回放

宝宝已经20个月了，家住二楼，由年轻的看护人看护。看护人趴在床上睡着了，宝宝在床上玩，床就放在了窗户下面。窗户比较低，离床很近，窗边有暖气罩，床上有枕头被子。没有人及时发现宝宝从窗台上跌落下去。看护人醒来，发现宝宝没有了，窗户开着。看护人意识到了，发疯似的跑到楼下，宝宝被摔成重伤……

悲剧是不是完全能避免呢？一定能！为什么把床放在窗户旁边？而且宝宝可以不费吹灰之力便爬到窗台上。窗户为什么不插好？看护人为什么睡着了？这一连串的事情，哪个不能避免？有效防范每一个环节，悲剧就不可能发生！

我在《郑玉巧育儿经》（婴儿卷）里就多次写到意外事故，也举了很多例子，我也不忍心总是刺激本来已经不容易的爸爸妈妈。可我是医生，听到看到太多不该发生的悲剧，不得不一而再、再而三地提醒，尽管每提一次，都加重一次心痛，也必须要这么做。

郑大夫小课堂

一定不要用手直接接触伤口，以免造成感染。如果伤口上有沙土，一定要冲洗干净。如果伤口上有异物嵌顿，不要试图拔下，以免引起更大出血。用一块洁净的纱布或手帕盖在伤口上，包扎伤口时将异物固定。

小件物品如剪刀、刀具、针、珍珠项链、笔帽等是不放在上锁的抽屉中或儿童不易拿到之处。64%家中低的桌子如茶几等，四边不是为圆角。当儿童跌倒时，撞上玻璃窗和玻璃门，就会发生严重的割伤。严重脚和腿的割伤还发生在儿童奔跑着撞向正在工作的割草机，严重的手割伤则主要发生在家中的搅拌机中。虽然，一些割伤事件看上去很小，如被铁钉刺伤，却需要去医院来避免破伤风的发生，也许还需手术来清伤口，缝合，以及抗感染治疗。治疗的过程和花费将给儿童及家庭带来身体和精神上的影响，有些甚至是长期的影响。（参考文献《全球儿童安全组织》）

出血可以发生在任何部位，可由外伤所致，也可由某些疾病所致，常见的是外伤性出血，还有鼻出血、齿龈出血、维生素K缺乏性出血、消化道出血等。在家中或户外活动时，不管什么原因引起的出血，都要实施止血。

外伤最有效的处理就是要彻底清创伤口，不要让"脏东西"留在伤口上。父母这时最需要克服的是不要怕宝宝哭，不彻底消毒的结果就是伤口感染，那就麻烦大了，千万不要阻止医生给宝宝清创伤口。

如果是轻微的擦伤（只是表皮破损出血）或很小的刀割伤（伤口长度1厘米以内，深度没超过1毫米），不需要去医院，清洗干净，贴

止血步骤

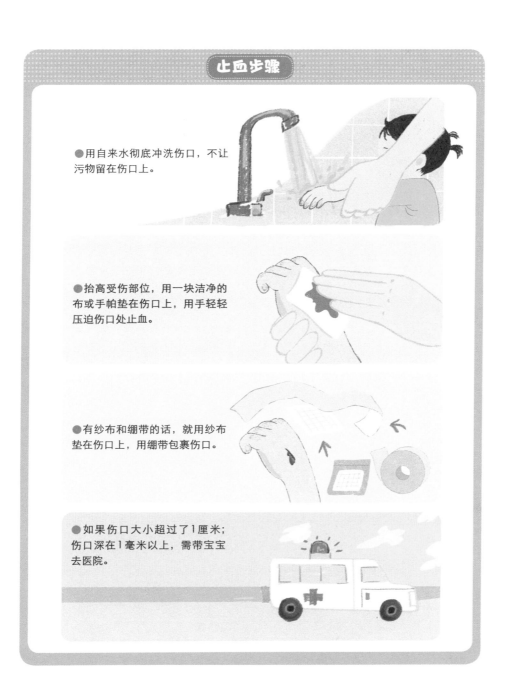

●用自来水彻底冲洗伤口，不让污物留在伤口上。

●抬高受伤部位，用一块洁净的布或手帕垫在伤口上，用手轻轻压迫伤口处止血。

●有纱布和绷带的话，就用纱布垫在伤口上，用绷带包裹伤口。

●如果伤口大小超过了1厘米；伤口深在1毫米以上，需带宝宝去医院。

宝宝1岁多的时候不小心把食指划伤了，只是有一点点血迹。奶奶是山东人，本来说话就像打仗，看到孙女划破了手指，就心疼得大呼小叫起来，紧张得手忙脚乱。结果宝宝一整天都惊魂不定，连觉也不睡了，把那只受伤的手指举在眼前，整整举了一天。第二天，一觉醒来，第一件事就是想起手指头受伤的事，第一句话就是"流血"。其实，如果成年人表现镇定，处理宝宝伤口时不手忙脚乱，宝宝很快就会因为不再痛了，而把受伤的事情忘得一干二净。

宝宝皮肤擦伤，不能直接在擦伤的地方涂药水，必须用消毒水消毒，把伤口上的尘土和沙粒清理干净后再涂药水。如果皮肤表层完全擦掉或有伤口，需要医生处理。

上创可贴即可。每天更换一次，直至伤口愈合。为了避免伤口结痂，可购买有湿敷和抗菌作用的创可贴。

伤口快愈合时，宝宝会感觉到伤口瘙痒，您可用手轻轻拍打创可贴处，也可在伤口周围轻轻抚摸，缓解瘙痒感，切莫让宝宝直接抓挠伤口。是否需要打破伤风抗毒素，请听取医生建议。宝宝受伤时，会感到恐惧，父母一定要保持镇静，减轻宝宝恐惧感。

3. 关节扭伤和手指夹、卡伤

幼儿喜欢一刻不停地运动，关节扭伤并不罕见。在受伤初期，通常不能发现什么异样。但过一段时间，宝宝的脚踝、手腕、膝关节或其他部位会出现红肿。

❖ 宝宝关节扭伤怎么办?

不要为宝宝揉搓。即使刚刚受伤，什么也看不见，也不要揉搓，发现红肿后更不能这么做。

扭伤局部有红肿，但皮肤无破损，可用冰水冷敷，不建议用冰块或冰棒冰受伤处。

扭伤后不能让宝宝下地行走，无论有无骨折，只要有关节肿胀，就要让宝宝休息直至肿胀消失。

局部肿胀显著时，医生可能会建议做 X 射线检查，排除骨折、关节错位或骨裂伤，请积极配合医生进行必要的检查和治疗。

❖ 宝宝手指夹、卡伤怎么办?

宝宝会把一个指头插到瓶口中，这个能力让宝宝很是欢喜，只要看到有孔洞的地方，就会把手指插进去。如果瓶口比较小，插进瓶口中的手指，很可能抽不出来。一旦手指被卡在瓶口中，宝宝很可能会哭闹。一旦发生类似问题，父母首先要冷静下来，以免引起宝宝恐惧。如果父母着急，宝宝就会害怕，哭闹会更厉害，甚至拒绝帮忙，拼命地往外拔手指，结果会越拔越紧。

接一杯温水，沿着宝宝手指，慢慢倒水，手指湿润了，减少了手指与瓶子的摩擦。然后，一人握住宝宝手指，一人握住瓶子，瓶子与宝宝手指保持垂直，轻轻而缓慢，一边往外拔，一边稍微转动瓶子，宝宝的手指就出来了。

切莫使劲往外拔宝宝手指，更不能把瓶子砸碎。如果宝宝手指卡的比较紧，用上述方法，没有拔出，需立即带宝宝到医院。

宝宝喜欢把手指插进孔中，还有一个潜在的危险，就是把手指插入电插座孔中。所以，家中电插座都要安装上保护罩。

4. 肘关节脱臼

肘关节脱臼多发生在5岁以下的幼儿，尤以1岁~3岁宝宝好发。发生肘关节脱臼的直接原因多是，父母在拉着宝宝一只胳膊走路时，宝宝脚下被障碍物绊倒，在要摔倒的那一瞬间，父母本能地用手拉住宝宝的手腕，导致肘关节脱臼了。宝宝容易发生肘关节脱臼的自身原因是，幼儿肘关节处韧带及软骨发育尚未坚实。

❖ 如何防止肘关节脱臼？

父母对宝宝肘关节的拉扯多发生在不经意间，当宝宝出现胳膊活动受限，不能用手吃饭，不能玩耍时，父母根本意识不到是曾经的一次拉扯所致的肘关节脱臼。所以，在宝宝学步期，不要牵着宝宝一只手；带宝宝外出散步时，不要用手牵扯着宝宝胳膊；带宝宝过路口时不要拽着宝宝一只胳膊快走，最好抱着宝宝通过路口；宝宝要脾气不肯离开玩具店或站着不动时，切莫强行牵拉宝宝的胳膊。

❖ 带宝宝去医院

可带宝宝去儿童医院的骨科，也可到设有小儿骨科的骨科医院或设有正骨科的中医院。对于西医骨科医生和中医正骨大夫来说，肘关节脱位的诊断和治疗是比较简单的，很多时候，无须做任何检查，根据体征和触诊就能做出诊断，治疗也相对简单，即使是西医骨科，也是手法复位，一两分钟就能完成。复位后，宝宝很快就恢复往日的快乐，如常玩耍了。

肘关节脱位容易复发，有的宝宝发生一次脱臼后，会连续几次发

危险回放

　　一天晚上朋友打电话过来，焦急地对我说，小浩浩哭得厉害，不让抱也不让碰，连最喜欢的玩具都不玩了。我询问了一些具体情况，初步判断肘关节脱臼。爸爸妈妈带宝宝去了儿童医院骨科，确诊是肘关节脱位，复位后回家睡觉了。可是第二天晚上，朋友又打来电话，说小浩浩还是哭，和昨天晚上表现一样。哦，小浩浩的肘关节很有可能又脱臼了。怎么会呢？妈妈疑惑又焦急，带宝宝去了骨科医院的儿科，医生给宝宝复位后，宝宝在路上就活跃起来，两只手可以自由活动玩耍了。

生此类问题。父母不要着急，避免牵拉宝宝胳膊手腕是最好的预防措施。随着宝宝的长大，关节韧带和软骨逐渐结实起来，肘关节脱臼自然就不再发生了。

5. 宝宝头部摔伤、磕伤

　　婴儿头部受伤多是因婴儿从高处摔下来所致，从床上摔下来最为常见。婴儿头部大而重，身体相对小而轻。当婴儿从高处摔下来，或跌倒撞上硬物，头部容易受伤。幼儿从高处坠落、奔跑中摔倒、玩耍中头部磕到物体上、行走中被障碍物绊倒等，都有可能发生头部外伤。

　　宝宝摔伤后，父母要观察如下细节：

　　宝宝摔伤一刹那是否立即大哭，如果宝宝没哭，摔伤后多长时间开始有哭声？

宝宝摔伤后哭的持续时间有多长，哭声是越来越大，还是越来越小，哭声停止后，宝宝精神状态如何？

是否有意识不清、烦躁、呕吐、精神不振、惊跳、嗜睡、头痛、拒食、肢体运动异常和不易察觉的肢体小抽动？

是否像摔伤前一样玩耍？

受伤局部有何异常变化？

❖ 头部摔伤处理原则

宝宝摔伤后，千万不要慌张地把宝宝抱起来。在抱起宝宝时，一定要保护好宝宝的头部和脊椎。

皮肤有伤口，应立即处理。

不要揉磕伤部位，也不要热敷，如果皮肤没有伤口则可冷敷。

宝宝磕伤后不要刻意哄宝宝睡觉，如果宝宝自然睡眠也不要叫醒宝宝。

如果宝宝睡眠时间明显超过了平时的睡眠时间，应该叫醒宝宝，观察宝宝醒后的情况，如果精神不好，最好带宝宝看医生。

宝宝述说头痛，并有不耐烦的表现，或用手拍头等表现，需要带宝宝看医生。

宝宝摔伤后立刻哭了，神智也是清醒的，但很快就陷入意识不清，而并非是入睡状态，这时需要看医生。

磕伤后呕吐一两次，但宝宝精神很好，没有其他异样，不是伤重的表现。

如果宝宝频繁呕吐，并伴有精神不佳或嗜睡，需要看医生。

只要你感觉宝宝有异样，不要犹豫，立即带宝宝看医生。

无论是否有异常，都应该密切观察24小时。

❖ 密切观察是否有脑内伤

宝宝头部受伤，不能仅看表面现象。颅内伤不一定能很快表现出来，比如硬膜下血肿，可能在外伤后数天、数周甚至数月后才出现相应症状。所以，如果宝宝从高处跌落下来，尽管宝宝没有任何外伤，

危险回放

宝宝5个月多月，因渐进性加重呕吐20天就诊，曾往返于多家医院，按胃肠炎和消化不良处理，呕吐症状始终没有好转。经过简单的体格检查，初步诊断中枢性呕吐，也就是说宝宝呕吐不是胃肠道疾病所致，而是由于颅内高压导致的中枢性呕吐。宝宝5个月头围46厘米，这是2岁幼儿的平均数值，囟门6厘米×6厘米且饱满。宝宝囟门存在个体差异，有大有小，闭合有早有晚，但大到6厘米已经不能视为正常。马上预约头颅核磁检查，结果提示重度脑积水。

经过反复询问，才问出病情，20多天前，宝宝有过头部受伤史。爸爸抱着宝宝玩耍时，爸爸伸出一只手拍打悬挂着的气球想逗宝宝开心，爸爸只用一只胳膊抱着宝宝的腿部。宝宝上身和头部突然后仰，爸爸本能地急速抱起宝宝，力度相当猛烈。这件事发生第二天，宝宝出现轻微呕吐，奶量略有减少，爸爸完全没有意识到这与前一天发生的事有何必然联系。所以，多次往返于其他医院时，没有向医生讲过这件事。现在宝宝已经康复，但爸爸仍惊魂未定，深感愧疚。

郑大夫小课堂

宝宝2岁，1个月前不小心摔了一跤，额头上缝了9针，如今已一个多月过去，额头伤口愈合得还可以，只是留下一条约2厘米的痕迹，比较显眼。不知有何方法可以去除？

这是因为宝宝创伤后伤口愈合时间还比较短，随着时间的延长，伤口会慢慢减小的。幼儿组织再生能力非常强，如果宝宝不是瘢痕体质，过了当年夏季，伤口就不会这么显眼了。不要让太阳光直接照射受伤部位，以免形成色素沉着，影响美观。如果夏天过后还遗留了比较明显的瘢痕，再给予相应处理，如理疗、外用药等。面部受伤多采用美容缝合，很少遗留显现的瘢痕，不必过于担心。另外，妈妈的担心不要表现给宝宝，以免宝宝幼小的心灵蒙上一层阴影，因此缺乏自信。

也不要掉以轻心，要密切观察，及时发现异常情况。有的时候，时间长了，父母可能会忘记宝宝摔伤的事情，把延迟出现的不典型症状误认为其他疾病。所以，有过头颅外伤的宝宝，一旦出现异常情况，父母不要忘记向医生说明病史。

❖ **需要立即上医院的情形**

外伤严重时，需要手术缝合伤口。

出血较多时，此时父母先用干净的布压住伤口，减少出血。

神志不清，应及时把宝宝送往医院，途中要避免颠簸。

摔下后，宝宝没有马上就哭，似乎有片刻失去知觉，不哭不闹，面色发白；把宝宝抱起时，感觉到宝宝有些发软。以最快速度送医院。

摔下后，似乎没有什么异

常，但感觉宝宝不像往常了，父母要相信自己的感觉，立即带宝宝去医院。

❖ 预防要点

不要让宝宝一个人独自在床上或高处。

去除宝宝周围的不安全隐患。

不要忘记宝宝还没有自控力和自我保护能力。

看护人看护宝宝时，父母要时常嘱咐她注意宝宝安全，如果看护中不慎致宝宝受伤，千万不要隐瞒，一旦发生脑内伤，隐瞒将贻误诊断，造成严重后果。

❖ 头部外伤需要做头颅 CT 的情形

持续的意识丧失。

穿通伤。

意识状态不断改变或恶化。

病灶处的神经异常。

癫痫。

呕吐不止。

持续头痛。

怀疑有颅骨骨折。

需要麻醉时。

6. 宝宝烧伤和烫伤

日常生活中，皮肤烫伤屡见不鲜，尤其夏天，如热水瓶的爆破或被打翻，冲开水时彼此相撞，宝宝在厨房里玩耍导致沸水烫伤，或宝宝在洗澡时误入未降温的热水浴盆；最厉害的是在高压锅烧煮米粥或绿豆汤时因气阀失灵而造成严重的面部蒸汽烫伤。万一发生这些烫伤，首先不要惊慌，要及时做出判断，采取紧急措施。

❖ 烫伤程度简单判断

1度烫伤损害的是皮肤最表层，主要表现是烫伤区域皮肤发红。可不去医院。

2度烫伤皮肤深层受到损害，烫伤部位出现水泡。最好去医院。

3度烫伤损害了皮肤的最深层，甚至损害了皮下血管和神经，会留下严重的瘢痕，通常情况下需要植皮。必须立即送宝宝去医院。

烧伤程度的分类	
轻度烧伤	总面积 9% 以下的 2 度烧伤。
中度烧伤	总面积 10%～29%，或 3 度烧伤面积 10% 以下。
重度烧伤	总面积 30%～49%，或 3 度烧伤面积 10%～19%；或总面积不足 30%，但全身情况较重或已有休克、复合伤、中重度吸入性损伤者。
特重烧伤	总面积 50% 以上，3 度烧伤面积 20% 以上。

❖ 烧烫伤处理原则

（1）迅速避开热源

（2）采取"冷疗"的措施

要立即用流动凉水（可用自来水）冲洗烫伤处，不少于10分钟。宝宝烫伤后，家长着急心疼，伤口只冲了几分钟凉水就抱着宝宝往医院赶，结果烫伤程度并无明显减轻。其实，长时间凉水冲洗创面是减轻宝宝疼痛及烫伤程度最简单、最有效的措施。

冲洗后，脱去衣服，要注意，一定要先用冷水降温后才能脱去衣服，且要注意衣服是否粘到皮肤上，不要硬性脱衣，以免撕伤皮肤，最好用剪刀将衣物剪开取下，以免表皮剥脱使皮肤的烫伤变重。切忌用冰水，以免冻伤。

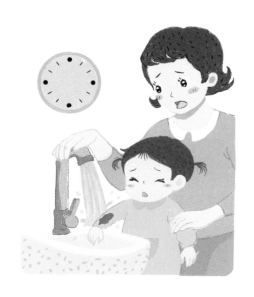

（3）千万不要揉搓、按摩、挤压烫伤的皮肤

这样能避免烫伤加深，促进伤口早日愈合。

（4）不要在烫伤处涂抹任何东西

包括烫伤膏、消炎膏或其他任何药膏；不要把烫伤处包扎起来，为了避免就医途中沾染灰尘，可用一块无菌纱布或一块洁净的软布覆盖在伤口上；如果仅仅是皮肤被烫红了，经过上述处理就可以了，无须就医。

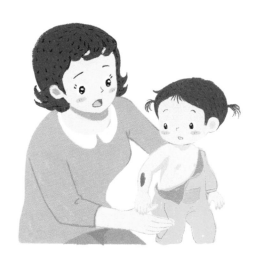

如果皮肤起了水泡，千万不要把水泡弄破，因为水泡里面是无菌

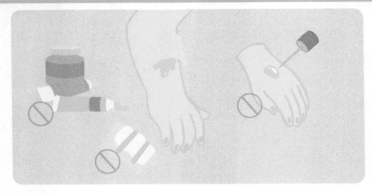

●如果宝宝的皮肤被烫出了水泡，家长需尽快带宝宝去医院，不要自己挑破水泡。不要在宝宝的伤处涂抹牙膏、酱油、紫药水或药膏等，以免引起继发感染。用无菌敷料包扎，可起到保护作用。

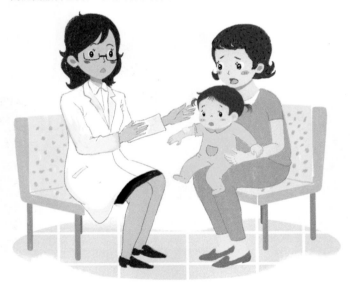

●如果宝宝烫伤的皮肤发硬、发白或发黑，疼痛感却不明显，说明烫伤已经达到皮下组织，属于非常严重的烫伤，妈妈必须立即带宝宝到医院进行治疗。

的，破口后细菌就会侵入，引发感染。如果水泡已经破了，一定要由医生处理。

7. 宝宝被动物咬伤

❖ 被猫狗咬伤后的处理

宝宝非常喜欢小动物，但动物终究是动物，被宝宝激怒的小动物会毫不留情地咬伤宝宝。小狗咬伤可以传播狂犬病和破伤风，这两种传染病都是极其危险的疾病，一旦发病将危及生命。

一旦被动物咬伤或抓伤，无论有无咬痕或抓迹、不管伤口大小、伤口是否有出血，都必须立即在流动水下冲洗被动物咬或抓的地方，时间不短于3分钟。

如果伤口流血，不但不能采取止血措施，还要尽可能地往外挤血。一旦被动物咬或抓，在家中紧急处理后，立即带宝宝去医院看医生。

（1）被健康猫狗咬伤也要接种疫苗

理论上似乎只有被病猫、病狗咬伤才需要接种，但实际上，被猫狗咬伤时都要常规接种疫苗，原因是：

动物感染狂犬病病毒存在不显性感染、顿挫性感染的情况，外表健康的猫犬也可能携带着慢性、不显性感染的狂犬病病毒。

狂犬病病死率非常高，没有特殊治疗方法，重点是预防。所有被猫狗咬伤、抓伤、舔伤的人，为安全起见，一律应注射狂犬病疫苗。

（2）狂犬病发病率

伤口在头、面、颈部和上肢，由于咬伤距离中枢神经系统比较

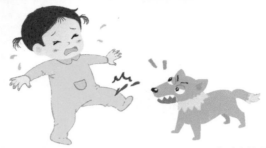

●不要随意逗弄猫、狗等小动物。宝宝被狗咬伤，应在24小时内接种狂犬疫苗，并使用破伤风疫苗，以控制其他感染。

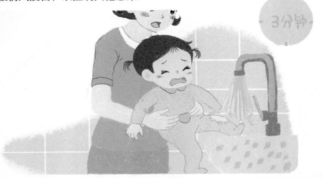

●使用大量清水和肥皂水将伤口冲洗干净，尽可能清除伤口里存留的狂犬病毒。

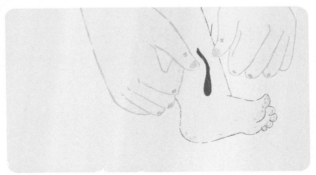

●在家紧急处理后，需及时带孩子去医院就医。

近，发病率高。

伤口深、大，或多处被咬伤，发病机会增加。

对伤口处理及时彻底，及早接种狂犬病疫苗，发病率降低。

免疫力高的宝宝被咬伤后发病率低。

宝宝曾经接种过狂犬病疫苗，血清中有特异性抗体，被咬伤后，

危险回放

部部三四岁的时候和小宠物狗嬉戏，手指头被小狗咬了一口，出血了，必须打狂犬病疫苗，麻烦就从这里开始了。部部接种狂犬病疫苗第一针后出现了严重的过敏反应，眼睛肿得只剩下一条缝隙，小鸡鸡肿得几乎无法排尿，这是神经血管性水肿造成的。面部和躯干部有大片荨麻疹。

宝宝住进了医院，本以为会很快好转，因为荨麻疹通常是来也匆匆、去也匆匆，可部部的病情没有这么乐观，荨麻疹越起越多，神经血管性水肿消得也很慢。

接下来还有几针疫苗需要接种，医生不敢再冒风险。但不接种狂犬病疫苗，冒的风险会更大。没有医生能保证宝宝被狗咬伤，没有患狂犬病的危险。怎么办？这可愁坏了父母。先治好荨麻疹，再接种第二针狂犬病疫苗。但宝宝再次出现了严重的过敏反应，而且出现了呼吸困难。

最后专家决定停止接种狂犬病疫苗。父母为此担心了几年，因为狂犬病的潜伏期是非常长的。部部的情况比较特殊，但谁又能保证，被狗咬伤的宝宝不出现特殊情况呢？防止被动物咬伤，是唯一的万全之策。

被蛇咬伤紧急处理

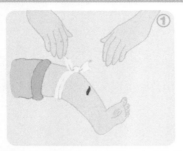

●首先防止毒液扩散和吸收。在户外被咬，迅速用可以找到的鞋带、裤带之类的绳子绑扎伤口的近心端。

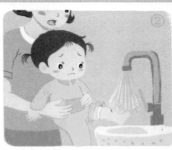

●用清水或肥皂水冲洗伤口及周围皮肤，洗掉伤口外表毒液，直到流出的血变成鲜红色为止。

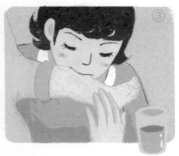

●用嘴将伤口毒汁吸吮出来，吸一口吐一口，并用清水漱口。急救者有口腔溃疡时禁用此法。

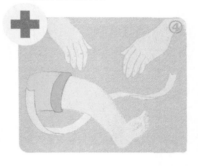

●绑扎伤口时每隔15分钟松解一次，每次1到2分钟，以防肢体末端缺血坏死。

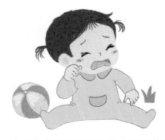

★一定让宝宝远离可能隐藏毒蛇的草丛、竹林等危险地方。

感染率低。

❖ 宝宝被蛇咬伤和蜂蜇伤

（1）被蛇咬伤

蛇一般喜欢待在草丛、枯木、石缝、竹林、溪畔及较为阴暗潮湿的地方。尽量不要靠近可能隐藏毒蛇的草丛、竹林等危险地方。

一旦发现宝宝被蛇咬伤，立即在伤口近心端3厘米处扎缚肢体，阻断静脉和淋巴回流，减少毒液吸收。

伤口局部立即用水清洗，直到流出的血变为鲜红色为止。

立即用嘴吮吸，吸一口吐一口并用清水漱口。

立即呼叫急救车或直接带宝宝就医，接受后续治疗。

如果肢体结扎时间过长，会导致肢体末端坏死，所以，如果超过15分钟还未到等到救护车或未到达医院，请松开肢体1分钟后再扎缚上。

（2）蜂蜇伤

蜂类通常生活在草丛和灌木丛附近，告诉宝宝发现蜂巢应绕行，不要出于好奇过分"亲近"。蜂在飞行时不要追捕，以防激怒而被蜇。告诉宝宝不要戏弄蜂巢，发现蜂巢应绕行。如果有人破坏蜂巢招至群蜂攻击，要迅速用衣物保护好自己的头颈，反向逃跑或原地趴下。不要试图反击，否则可能招致群蜂围攻。

人被蜂类蜇伤后，可能出现局部剧痛、灼热、红肿或水疱形成。被群蜂或毒力较大的黄蜂蜇伤后，症状较严重，可出现头晕、头痛、恶寒、发热、烦躁、痉挛及晕厥等。少数可出现喉头水肿、气喘、呕吐、腹痛、心率增快、血压下降、休克和昏迷。

被蜂蜇伤紧急处理

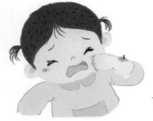

★ 告诉宝宝不要戏弄蜂巢。

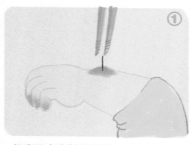

● 一经发现宝宝被蜂蜇伤，需立即把断刺拔出。

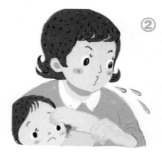

● 用嘴一吸一吐。

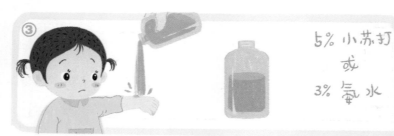

5% 小苏打
或
3% 氨水

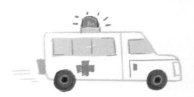

● 用5%小苏打水或3%氨水清洗伤口。如果身边暂时没有药物，可用肥皂水充分洗患处。

● 如果出现头晕、发热、晕厥等症状，需立即带宝宝去医院。

一旦发现宝宝被蜂蜇伤，应立即实行紧急措施。

8. 溺水

儿童喜欢在水中嬉戏，夏天带宝宝子游泳是非常好的运动项目，不但能锻炼体能，还能增强心肺功能，提高抵抗力。然而，一旦发生溺水身亡，将会给整个家庭带来巨大灾难，甚至因为无法面对一方过错导致离异。意外事故重在预防，绝大多数意外事故都因有采取防范措施，主观地认为不会发生，疏忽大意，心存侥幸。

在前面的章节中，谈了宝宝在不同年龄段，在不同场合如何防止发生溺水。这里着重谈当宝宝不幸发生溺水时，父母如何在第一时间实施救助。

❖ 溺水急救方法

一旦您怀疑宝宝发生了溺水，必须分秒必争，不要犹豫，哪怕是错误判断，也比真的发生溺水，由于您的一时犹豫而失去施救机会要好上万倍。

父母必须要知道，宝宝在水中发生溺水时，并非都是四肢舞动，拼命挣扎，大声喊叫。很多时候，宝宝发生溺水后，没有丝毫挣扎现象。这是因为，水灌入宝宝呼吸道引起窒息而停止呼吸，或许宝宝腿部抽筋，手不由自主地去揉腿，头被埋入水中发生溺水，很快心跳停搏，哪里还有喊叫和挣扎！

如果您发现宝宝在水中静止不动，要即刻想到溺水的可能，不假思索立即抱宝宝上岸。

上岸后立即进行口对口人工呼吸，连续吹气3次，仍然没有呼

溺水紧急处理

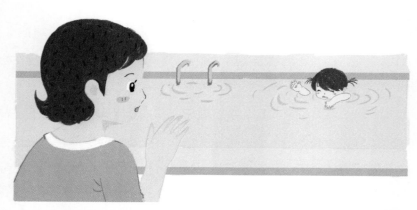

●家长要时刻观察宝宝在水中的情况。如果宝宝在水中静止不动，要立刻想到溺水的可能，立即抱宝宝上岸。

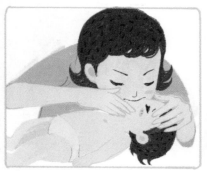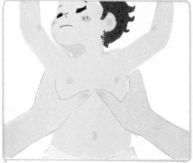

●宝宝溺水后，要立即进行口对口人工呼吸，连续吹气3次，仍然没有呼吸，立即实施心肺复苏。溺水抢救要争分夺秒，在宝宝没有恢复自主呼吸、专业救护人员没有到来前，一定不要停止救助。（人工呼吸、心肺复苏，操作细节参见本书128页）

吸，立即实施心肺复苏！

要争分夺秒实施救治，在宝宝没有恢复自主呼吸、专业救护人员没有到来前，一定不要停止救助！在实施心肺呼吸同时，要注意保温。

9. 电击伤和雷击

宝宝会遭受电击？在很多父母看来，这似乎有些耸人听闻。可现实就是这样残酷，在现代家庭里，可以说到处是电器，还有为数不少的电源插座和电线。倘若不做好防护，电击伤害很有可能发生，父母一定不要忽视潜在的电击危害，对易发生触电的隐患要及时检修。

在雷雨交加之际，不但要注意有无发生漏电的可能，还要防止被雷电击中。如果在户外恰好赶上雷雨交加，切莫在树下、电线杆旁或房檐下避雨，以免雷击。

排查家中可能发生触电的潜在危害：

检查家中电器安装是否合乎标准？

购买的电器是否有安全标示和安全防护？

电器是否有漏电的部位？

与电器相连的电源插头是否隐蔽？

能否确保宝宝不能自行拔出电源并把手指插入电源插座？

电源线是否完好无损，确保没有漏电的可能？

未使用的电源插座是否安装了防护罩？

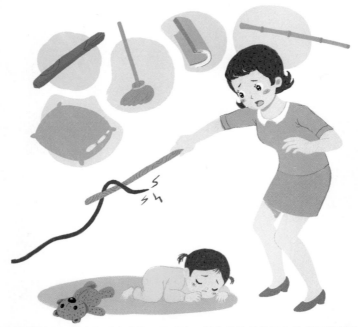

●宝宝发生触电，要立即脱离电源，用手边不导电的物品挑开电线或把宝宝剥离开电源。要立即关闭电门或拉开电闸。

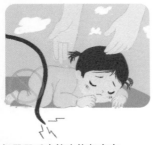

●切忌用手直接去抱起宝宝。

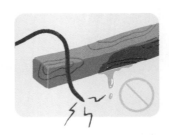

●切记用潮湿或导电物拨开电线，以免自己被电击，无法抢救宝宝。

❖ 如何预防宝宝电击

电能具有一定的危险性，但是父母只要做到充分注意，在生活中提醒宝宝要注意电器的安全使用，是可以避免一切危险和灾祸的。孩子的安全在于父母的教育。

家中应把所有的电源插座装上安全封套，并定期检查家里的电器，发现隐患，立即排除。家里如果有幼小的宝宝，父母应做到绝对安全使用电。

父母平时要告诉宝宝不要玩弄电器开关、电源插座以及各种电器机械，以防触电，很多触电事故就是这样发生的。

电器在没有用手拔下插销前，不要用湿手或湿毛巾擦电器。

❖ 一旦遭受电击，要立即抢救，时间就是生命

（1）立即脱离电源

用手边的不导电物（干燥木棍、扫地扫把、竹竿、晾衣竿、书、枕头）挑开电线或把宝宝剥离开电源。

如果电门或电闸就在身边，要立即关闭电门或拉开电闸。记住！切忌用手直接去抱起宝宝，也不能用潮湿或导电物拨开电线，以免自己被电击，无法抢救宝宝了。

（2）立即进行人工呼吸

脱离电源后，若孩子已经停止呼吸，请立即进行人工呼吸，如果心跳也停止，请立即在人工呼吸的同时进行心脏按摩（即实施心肺复苏，步骤详见128页）。在救护车和专业救护人员未到场前，一定不要停止CPR，必须坚持下去，给宝宝生还的希望，直至呼吸系统恢复或救护人员到来。

儿童常见意外伤害列表

摔伤风险	儿童从家具和游戏设备上摔下，或从窗台或楼梯上摔下时存在人身伤害风险。
呛噎风险	婴幼儿常将物体放入口中。一些小部件，如破损的玩具、纺织物的碎片、硬币、纽扣电池、坚果和棒棒糖等，很容易卡在喉咙中堵住气管。
勒颈风险	儿童可能会被带状物、绳索、百叶窗和窗帘的拉绳缠住咽喉。
窒息风险	当婴儿将面部陷入被褥、枕头、床垫或柔软的玩具时，如果没能迅速把脸侧过去，有导致窒息的危险。
挤压风险	当宝宝爬上或抓住固定不稳的家具或其他物品时，可能会被倾斜或倒塌的物品挤压。宝宝玩移动门、抽屉、手推车、折叠婴儿车、高脚椅、便携床、床栏、楼梯档门、游戏围栏等移动物件时，有挤伤手指脚趾的可能。
卡住风险	3厘米～5厘米宽的缝隙可能卡住婴儿肢体。9.5厘米～23厘米宽的缝隙可能卡住婴儿头部。
割伤风险	玩具、器材和长板凳的尖锐边角可能引起割伤风险。折叠和活动部件之间都需要一个安全空间，至少5毫米，才能不会像剪刀一样伤到婴儿手指
溺水风险	即使极少量的水也可能使婴幼儿溺水窒息。必须安装保证儿童安全的马桶盖锁。要经常清空水桶、尿布桶、盆和碗里残留的水。禁止将婴儿独自留在浴盆或水盆中即使是很短的时间也不能。水中玩具、游泳穿戴等都不是保证安全的装置。没有任何东西可以取代成人监护，当宝宝在水中时，成人一定在伸手可触及宝宝的距离。如果父母熟知涉水安全能够应对紧急情况是最好的。
中毒风险	把有毒物品放置在一个绝对安全的地方，切莫心存侥幸，以为宝宝拿不到够不着，宝宝有着超乎你想象的能力。尽量购买有儿童防护包装或盖子的药品和清洁剂，而且要放置在有锁的橱柜中。
烧烫伤和电击伤风险	热烫食物、热水瓶、燃气、打火机、火柴、热水器、热水龙头、热水温度控制阀、电器设备、烤肉架、电熨斗、电炉子和跑步机等会导致严重的烧伤和电伤，要安装防护装置，让宝宝远离这些危险。厨房中要安装烟雾和燃气泄漏报警装置，在家中放置灭火器，经常进行防火演习。

图书在版编目（CIP）数据

家庭育儿全攻略.宝宝安全必修课/郑玉巧著.
-- 南昌：二十一世纪出版社集团，2016.6
（郑玉巧育儿经）
ISBN 978-7-5568-1225-7

Ⅰ.①家… Ⅱ.①郑… Ⅲ.①小儿疾病—急性病—急救—手册②小儿疾病—险症—急救—手册 Ⅳ.① R72-62

中国版本图书馆 CIP 数据核字 (2015) 第226390号

宝宝安全必修课　　郑玉巧 著

策　　划	张秋林	
编辑统筹	林　云	
责任编辑	周　游　　杨　华	
设计制作	胡小梅	
出版发行	二十一世纪出版社集团（江西省南昌市子安路75号　330009）	
	www.21cccc.com　cc21@163.net	
出 版 人	张秋林	
经　　销	全国各地书店	
印　　刷	江西华奥印务有限责任公司	
版　　次	2016年6月第1版　2016年6月第1次印刷	
印　　数	1~50000册	
开　　本	720mm×960mm　1/16	
印　　张	10.75	
字　　数	120千字	
书　　号	ISBN 978-7-5568-1225-7	
定　　价	35.00元	

如发现印装质量问题，请寄本社图书发行公司调换，服务热线：0791-86512056